FIÈVRE TYPHOIDE

FIÈVRE TYPHOIDE

MONOGRAPHIE CLINIQUE & THÉRAPEUTIQUE

PAR

LE Dr F. COUTENOT

MÉDECIN EN CHEF DE L'HOPITAL CIVIL

PROFESSEUR DE CLINIQUE INTERNE

BESANÇON

IMPRIMERIE ET LITHOGRAPHIE DE PAUL JACQUIN

Grande-Rue, 14, à la Vieille-Intendance

1892

A mes Confrères & a mes Collègues

A mes Élèves

A mon Fils, Dr Régis Coutenot

PRÉFACE

Ce travail sur la fièvre typhoïde repose en majeure partie sur mon expérience et mes observations personnelles et non sur une servile compilation.

Je l'ai commencé en 1860, dans la chaire du docteur Martin, par l'enseignement ininterrompu de la clinique, et trente ans de pratique hospitalière, avec cette circonstance exceptionnelle d'avoir été toujours aux prises avec la même maladie épidémique, me permettent d'en parler aujourd'hui avec quelque connaissance.

Remonter trente ans en arrière, c'est pour notre jeunesse des écoles une époque bien lointaine sans doute, mais l'observation clinique, quand elle est exacte, ressemble à la vérité, elle ne vieillit pas.

Cette étude a suivi le progrès d'année en année et en paraissant à l'heure actuelle, elle apporte, avec le tribut du passé, ce que nous donne si amplement la science contemporaine. Elle est aussi une œuvre toute locale, et à ce titre, elle serait un acte, au moment où apparaît la résurrection du sentiment provincial, passagèrement obscurci par une organisation centralisatrice et quoiqu'il ne soit qu'à la phase des vœux.

J'ai cherché à maintenir dans mon enseignement, dans la mesure de mes forces, les traditions cliniques puisées à l'école de mes anciens maîtres, mes prédécesseurs, et à l'Ecole française qui fournit de si distingués savants.

Renouer la tradition m'a toujours paru une obligation qui s'impose surtout en ce moment où d'immenses modifications (perturbations) s'opèrent dans la méthode d'étude et d'enseignement clinique.

Mes principes ont été ceux de l'hippocratisme mais toujours adaptés au point de vue moderne. Le naturisme est la seule doctrine qui ait survécu en médecine, précisément parce qu'elle est la négation de toute doctrine, vérité sans condition, acceptant tout ce qui est bon. Je n'ai pas eu d'autre guide dans les difficultés de ma mission de faire des médecins, dans celles de ma carrière de médecin d'hôpital, et il n'y en a pas de meilleur pour qui que ce soit.

Mes élèves avec moi ont étudié la maladie telle qu'elle est dans la nature et non pas telle qu'elle est décrite dans les livres, nous dégageant des entraves du dogmatisme, de toute opinion préconçue, et prenant pour règles non les doctrines des écoles, mais les résultats de l'observation sérieuse. Nous avons dû combattre souvent les idées des autres tout en les respectant, n'acceptant le joug de n'importe quel novateur, ce qui épargne les ennuis de la déception et de la duperie, mais employant toutes les méthodes, nous devions les corroborer l'une l'autre, et quand l'expérience, l'observation et la théorie s'accordaient, oh! alors la lumière était faite.

La thérapeutique a été en second lieu le souci de mon enseignement, ce travail le prouve, n'ai-je point charge de faire des médecins-praticiens?

Aujourd'hui que nous traversons une période de transition scientifique, où les découvertes en médecine se succèdent avec une rapidité vertigineuse, il est difficile et prématuré à l'heure actuelle de fixer méthodiquement les choses de la thérapeutique. Dans les limites étroites où j'ai dû me mouvoir, j'ai cherché à exposer les médications avec simplicité, j'ai eu pour objet pratique de fixer les indications de chaque traitement avec un esprit éclectique, le plus possible tolérant et libéral, redoutant les théoriciens et les tireurs de conséquences.

Cet abrégé thérapeutique et clinique, fruit de mes observations, est l'expression vivante de mes croyances médicales, je pense qu'on le jugera libre de toute passion et qu'on n'y trouvera qu'impartialité et bonne foi; j'ai rendu justice aux travaux les plus importants de la littérature médicale du jour. Ne voulant point faire œuvre d'érudition, je n'ai point résumé les idées émises par d'autres sur le même sujet. On n'y trouvera donc ni historique, ni bibliographie, ni les observations en nombre innombrable que j'aurais pu y joindre. Je n'ai pas eu l'intention de faire un traité ou une monographie complète de la fièvre typhoïde.

Je ne dissimule pas les nombreuses lacunes et les desiderata que présente à chaque page cette étude; je sais ce qu'on peut lui reprocher pour le fond, mais surtout pour la forme, qu'il y a d'inutiles et fastidieuses redites, on voudra bien comprendre ce qu'a de mobile, de varié et quelquefois d'incohérent, le langage dans un cours familial au lit des malades.

J'avoue avec candeur ne m'être point fait scrupule, dans mes notes et mes leçons cliniques, de mettre à contribution les travaux des maîtres et des monographistes et de reproduire souvent leurs expressions quand je n'ai trouvé rien de mieux à leur substituer pour exprimer nettement ma pensée ou la leur ; la rédaction dans cette étude en pourrait donner des exemples.

Je tiens à donner mes souvenirs et à exprimer ma reconnaissance à cette légion d'internes, jeunes et intelligents collaborateurs, dont le concours m'a été si utile, toujours, mais surtout dans le cours de nos nombreuses épidémies meurtrières.

Tous se sont acquittés de leur tâche souvent ingrate et périlleuse avec un zèle et une humanité dignes d'éloges, et je suis heureux de leur donner ici un témoignage public de ma gratitude et de mon estime.

Ils sont devenus les uns des savants, les autres des maîtres, tous des médecins de tact et éclairés, précieux à la santé publique, et ce qui n'est pas un moindre mérite, des médecins honnêtes.

Besançon, 20 août 1891.

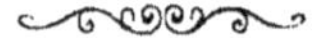

INTRODUCTION

Il est quelque peu téméraire d'entreprendre une
sorte de traité clinique de la fièvre typhoïde, même
limitée à ses parties pratiques, au moment où une immense révolution médicale est en voie de s'opérer,
appuyée sur une étiologie toute nouvelle, une anatomie
pathologique toute microscopique et qui semble nous
conduire à la dernière expression de la vérité.

La pathologie animée est effectivement une
grande lumière, elle éclaire une foule de phénomènes
dont l'explication était livrée aux conjectures, elle
prend davantage rang dans les classifications naturelles et se rapproche ainsi des sciences exactes.

C'est à l'expérimentation, c'est au concours em-
pressé des savants, c'est au progrès ininterrompu de
la physiologie que nous devons d'être sortis des voies
souvent difficiles où l'observation seule nous guidait.
Etudes merveilleuses que celles des laboratoires, où la
chimie scrute les secrets de nos liquides, le travail si
caché de nos éléments, l'inextricable complication des
actions similaires, réciproques ou contraires, les in-

fluences à peine saisissables des forces ou des agents physiques. Etudes merveilleuses que celles où le physiologiste poursuit l'action de ces forces dans les organes qu'il surprend à leur naissance, qu'il voit évoluer, puis fonctionner, s'altérer ensuite, périr même, dont il observe tous les actes jusque dans ce monde des infiniment petits où il devrait cependant comprendre qu'il y a peut-être une limite, un fond où la sonde se perdra.

Justement orgueilleuse de si rapides et de si immenses découvertes, la science de l'homme croit avoir saisi la raison des choses qui se passent en lui, la *cause première*; elle rapporte tout aux seules propriétés physiologiques élémentaires de l'organisation et à ses mécanismes fonctionnels seuls. Il n'y aurait de vrai que ce qui s'explique ou se prouve par l'analyse et la synthèse, que ce qui se perçoit à l'œil nu ou aidé de l'optique, que ce qui peut être isolé ou qui peut être réengendré par germe. Tout le reste pourrait être nié ou réputé inacceptable.

Faudra-t-il, en présence de cette doctrine nouvelle, faire table rase de tout ce qui a précédé?

Faudra-t-il abdiquer devant cette théorie, qui a toute l'ardeur de la jeunesse et devant laquelle il y a explosion d'étonnement et d'enthousiasme?

Faudra-t-il accepter aveuglément tout ce qu'elle avance, et la médecine des siècles, s'inclinant devant l'autorité de cette science nouvelle, devra-t-elle se résigner à ne conserver qu'une valeur historique?

Le médecin, détourné de ses voies anciennes et

éprouvées, restera-t-il livré au découragement et à l'amère désillusion qui détruit tout désir d'action et le conduit au pessimisme froid sinon mortel; ou bien la fermeté du caractère pratique et la foi dans l'expérience ne le mettront-elles pas en garde contre tous les entrainements, comme contre tous les découragements?

C'est pour lui que les leçons de l'histoire philosophique et pragmatique de la médecine seront une étude rétrospective pleine d'encouragements.

Il se rendra compte, qu'à l'instar de bien des époques médicales, la médecine de nos jours traverse une de ces nouvelles et bienheureuses crises, fruit du progrès, qui se produisent périodiquement, et aujourd'hui d'autant plus violente et salutaire qu'elle naît de cette impétueuse activité intellectuelle qui caractérise le travail génial de notre siècle.

S'appropriant les conquêtes légitimes des sciences, les utilisant pour le but de la médecine, le médecin digne de ce nom restera assez indépendant pour faire marcher de concert les doctrines modernes avec cet antique et toujours nouveau procédé qu'on appelle *l'observation*. Reculant de siècle en siècle, il reviendra à son berceau, à son premier foyer, à ce vieil Hippocrate, qui ne serait, d'après la critique négative, qu'un personnage indécis, flottant comme un nuage insaisissable aux frontières qui séparent la légende de l'histoire. Tout problématique qu'il puisse être, Hippocrate, fondateur de la médecine grecque, a établi sur ses véritables bases l'étude des phénomènes par l'observation seule.

Cette étude a été appelée justement la **méthode d'observation**. Après vingt-trois siècles, nous la retrouvons dans cette grande école française, illustrée par les Corvisart, les Laennec, les Andral, les Rayer, les Trousseau, les Charcot, les Peter, etc. Elle a fondé l'enseignement clinique dans le monde entier, lui donnant pour base l'observation ou l'étude individuelle du malade. Doctrine qu'il serait bien regrettable de voir disparaître aujourd'hui devant une méthode nouvelle qui, appliquée à la médecine, pourrait n'être, comme l'avoue M. Worms, que la méthode des illusions.

L'observation, le tact médical ou philosophique, l'expérience, n'ont donc point à reculer devant les révolutions scientifiques modernes, ils n'ont qu'à s'y associer et, par cette union, arriver en communauté au résultat le plus utile comme le plus profitable au bonheur de l'homme.

Dans la sphère circonscrite du praticien, son rôle, son but et son action se concentrent dans ces deux préceptes pratiques qui font tout le médecin : 1° s'approprier toutes les découvertes modernes, les associer et les vérifier par l'observation que les siècles ont consacrée et par les aphorismes dont chacune des nombreuses doctrines qui ont séduit la médecine a laissé des traces; 2° de cet ensemble de faits reconnus vrais faire une application mesurée, tout en réservant l'avenir.

LA VIE. — Tout médecin observateur croit à la vie, non comme une résultante, mais en tant qu'un principe.

Que notre organisation soit une merveilleuse *machine* perfectionnée, je ne le nie point; mais cette machine est *animée*, et cette force qui préside à sa naissance, qui la fait croître, qui la meut, qui la maintient en équilibre et l'use même, cette force, c'est la *vie*.

Cette puissance, la vie, est répandue sur notre globe dans une proportion prodigieuse; la terre en est un vaste réservoir où elle semble accumulée; la moindre bulle d'air, le plus mince rayon de soleil, renferment des myriades d'êtres qui échappent à nos sens. Ces êtres ont une individualité et un organisme qui, grâce à la vie, évolue en fonctions, et une matière qui, une fois usée, rentre dans le domaine exclusif d'autres puissances, les forces chimiques, physiques, telluriques.

Les physiologistes et les chimistes n'ont point découvert la vie, ils n'ont pu l'isoler. Ils la considèrent comme un effet, une simple conséquence, et elle sera niée par eux jusqu'au jour inconnu et impossible où la synthèse chimique pourra la reproduire au seul moyen des éléments classés par l'analyse. Cependant, ne pouvant désavouer formellement les actions inimitables et nécessaires de cette chose inconnue qui est insaisissable, ont-ils créé, eux-mêmes, la science biologique, pour y renfermer tous les phénomènes innombrables des êtres vivants que les agents chimiques et physiques ne peuvent reproduire et pour la démonstration desquels ils sont obligés de se reconnaître impuissants.

Pour nombre d'expérimentateurs, les actes vita x

trouvent leur raison dans un simple mode de mouvement, et la vie n'est qu'une transformation des forces cosmiques.

Je sais que le mouvement est l'unique force qui conduit le monde physique; que la chaleur, la lumière, l'électricité, la pesanteur, etc., ne sont que des transformations de ce moteur invariable; que le mouvement, reçu, transmis, transformé, est tout dans la physique du globe; qu'il est l'origine et la cause permanente, nécessaire et fatale de toute action physique. Mais aussi je sais qu'il n'a rien de *spontané*, qu'il ne crée rien, qu'il obéit à des lois immuables. L'être vivant, au contraire, a une activité propre, spontanée, pouvant se déterminer, voulant, se créant, agissant par lui-même, et *trouvant* en *lui* sa *cause*.

La vie est une puissance supérieure qui domine et règle la causalité physique; si la science du mouvement est mêlée à la science de la vie, ce n'est point que celle-ci puisse toucher en rien aux lois de celle-là; la matière et le mouvement n'étant que le théâtre de l'évolution et de la spontanéité vivante. Puisque la vie est une force indépendante de la matière, les forces physico-chimiques lui sont immanentes, elles résident et persistent dans la matière seule, et on ne pourrait les concevoir sans elle.

Cette théorie du mouvement est inconciliable avec les faits d'observation que recueille chaque jour le médecin aux prises avec les phénomènes si variés de la vie agissant dans l'ordre physiologique et pathologique. Par cela seul qu'elle n'est pas une forme de

mouvement, elle s'offre avec des modes d'être très
variés, des allures les plus imprévues, des physiono-
mies les plus inattendues, des changements et des contraires qui n'attestent en rien une soumission à des
lois de mouvement physique. Sont-ce ces lois qui régi-
ront le sentiment conscient, la volonté, le moi? le bon
sens s'y oppose.

Chaque individu a son genre vital particulier, son
idiosyncrasie vivante. Le médecin qui veut chercher sait que c'est un champ d'observation sans limites :
il sait que deux individus ne peuvent se ressembler,
que deux maladies ne peuvent être identiques, d'où
pour lui la nécessité de rechercher, mais aussi la difficulté de connaitre le mode, de mesurer la dose du
dynamisme de chacun. D'autre part, la vie peut n'être
qu'en puissance, *in posse*, sans se traduire en acte, elle
est alors latente et peut s'immobiliser; les germes chez
les végétaux et la reviviscence chez les animaux en sont
des exemples. Nous la concevons et nous l'observons
donc *latente* ou *manifestée*, et la distance qui sépare
ces deux états extrêmes est comblée par une infinité
d'intermédiaires dont les variations sont aussi innombrables qu'imprévues. Chaque individu possède la vie
sous ces deux formes et en des proportions variables,
c'est là le secret des idiosyncrasies physiologiques et
pathologiques, c'est là le terrain sur lequel s'exerce le
tact médical, c'est là aussi que se révèle cette *vertu
médicatrice* dont on se rit tant et qu'on range parmi
les naïvetés du bon vieux temps. Comment veut-on
qu'en maladie les forces physico-chimiques, occupées à

détruire d'un côté s'efforcent à réparer de l'autre; c'est combattre contre soi-même.

Nous n'avons pas l'intention, nous avons moins encore les talents pour traiter la question vitale et pour la défendre. La discussion en serait interminable et réclamerait des aptitudes et des connaissances dans l'ordre physique et métaphysique, que malheureusement nous ne possédons point. Seulement nous sommes convaincu que pour être médecin dans l'acception pratique du mot, il est impossible de nier le principe de vie sans s'exposer à faire une médecine malheureuse, une médecine mécanique, chimique, purement anatomique, physiologique ou mathématique. et l'expérience a prouvé que les chimiâtres, les physiciens, n'ont fait que de médiocres praticiens.

Nous terminons par une définition et nous l'empruntons à un maître illustre par le sens pratique, le professeur Peter. La *vie* est une *force temporaire prêtée* à la *matière revêtue d'une forme déterminée* ou *organisme*.

LA MÉDECINE EST LOCALE. — La médecine a une physionomie qui varie suivant les lieux, elle a sa couleur locale et une pratique conséquente. Les maladies peuvent être différentes suivant les localités, comme on l'observe, mais à un degré supérieur, suivant les climats et les grandes régions. Cette proposition, autrefois très facile à prouver pour notre Comté, peut être vraie encore aujourd'hui pour nos montagnes, où les familles restent volontiers fixées au sol. La constitution géologique des terrains, la direction des vents, l'état climatérique, l'altitude, le régime des eaux, la présence ou le voisinage des forêts, ajoutons aussi la manière de vivre des habitants, leur habitation, leur travail, leurs coutumes, leur moral; tout cela imprime à un pays, même aux frontières très limitées, une physionomie qui lui est propre.

L'individu a donc, par naissance, par durée ou par acquis, un quelque chose qu'il tient de son ambiant; ce quelque chose se marque dans son organisme, et cette empreinte constitue un mode de sentir, de subir, de résister, qui est son idiosyncrasie. Cette *idiosyncrasie des individus* ou *d'une population* doit être connue du médecin, et sa connaissance est pour lui d'une nécessité journalière, elle ne s'acquiert qu'avec le temps, et une observation attentive déduite des moindres faits pathologiques. Avec cette science locale, les erreurs sont rares, les tâtonnements moins hésitants, la voie est plus sûre.

À côté de cette idiosyncrasie, avec elle et surtout à cause d'elle, se trouve une *pathologie locale* qui a aussi son caractère et sa physionomie. Les causes ou occasions des maladies, leur marche accoutumée, la prophylaxie et le mode de traitement, tout cela forme un côté pratique tout à part que le vrai médecin utilise chaque jour, souvent d'une manière inconsciente, mais toujours au grand profit des malades.

Il est avéré que l'on ne traite pas avec la même méthode et avec un égal succès les habitants d'Arbois ou ceux de Besançon. La lancette est plus utile à Arbois, et au contraire souvent nuisible à Besançon, pour les mêmes maladies et de même acuité. Pourquoi cela? Est-ce le sol, l'exposition, la culture des vignes, le genre de vie? Ce que l'on peut assurer, c'est que la maladie y revêt un caractère de sthénicité que nous observons moins en notre ville. (V. *Pièces documentaires*, n° 1.)

Il découle de ces considérations que le soin premier du médecin, s'installant dans un pays, est de scruter le point vital du lieu, ne négligeant ni les enseignements des anciens, bons à consulter et à imiter, quel que soit l'arrêt qu'ils aient pu faire sur le chemin de la science, ni ceux des coutumes sanitaires du peuple, de ses préjugés, de ses formules souvent ridicules, faussement expliquées et interprétées, mais qui au fond cachent une portion de vérité : aussi, malheureux ceux qui, fiers de leur réputation de puits de science, ne doutant de rien, viennent appliquer sans distinction les méthodes purement rationnelles, celles précises de la médecine expérimentale, ou encore celles de l'observation banale et universelle. Malheureux surtout ceux qui s'y fient, s'engouant de la nouveauté du jour, ils font les frais de la nouvelle éducation du médecin. Nous considérons comme une garantie et une sécurité pour une localité la présence d'un médecin né dans cette localité même, inné par conséquent dans ces nombreuses conditions cachées, qui, après des études sérieuses, retourne chez ses compatriotes et vient approprier toutes les acquisitions de la science pratique aux coutumes et à la nature biologique de son pays.

MÉDECINE EXPÉRIMENTALE. — La méthode d'observation, disons-nous, étant la seule méthode pratique, nous ne pouvons que déplorer l'abaissement qui frappe l'enseignement clinique. On abandonne les hôpitaux et l'on se presse dans les laboratoires des sciences physiologiques, où la *médecine expérimentale* tend à se substituer à l'ancienne. C'est au nom de la médecine scientifique que la révolution s'opère, révolution qui prétend à elle seule combattre l'empirisme, puisque la méthode clinique ou d'observation n'a pu encore ou est trop lente à en triompher. De ce fait, les maîtres en clinique nosocomiale deviennent rares, ils abondent en médecine expérimentale. Cette nouvelle méthode est séduisante, facile, et ses applications, pour être quelquefois spécieuses, satisfont bien le raisonnement en regard de la clinique, qui a des profondeurs infinies, elle se fait comprendre de suite et sans peine, enfin elle est de mode et s'impose, on y sacrifie, oubliant que la mode trompe souvent sur les caractères du vrai comme sur ceux du beau.

Ces deux méthodes n'ont cependant qu'un but, l'étude de la maladie; or, qu'est-ce que la maladie? Une cause d'abord, et comme conséquence un acte ou une série d'actes spontanés, un produit de nous, personnel, comme nos sécrétions, etc., et par conséquent inimitable, supposant une prédisposition active, une incubation, une évolution ou génération interne. Ces phénomènes ont leur cause en eux; il y a, comme le diraient les Chauffard, *spontanéité* (synonyme de vie).

La médecine expérimentale, qui n'est plus la médecine appuyée sur l'expérience, mais seulement sur l'expérimentation, produit la maladie de toute pièce, elle crée et impose une maladie artificielle qui n'est plus de nous, en nous et par nous, elle ne détermine jamais que des accidents (congestions, inflammations, paralysies, etc.) dont elle recherche et étudie avec exactitude les symptômes dans leur ordre et leur mécanisme physiologique. Mais une fois le déterminisme des phénomènes morbides trouvé, aura-t-on pénétré dans la maladie ?

La médecine expérimentale étudie donc les causes et leur action, c'est-à-dire le symptôme et le symptôme séparé, le phénomène normal et le phénomène dévié de l'organisme ; c'est là son domaine, et c'est pour elle une mine des plus fécondes de phénomènes nouveaux et variés, et en cela elle fait de la physiologie ; science immense, vraie science qui éclaire la pathologie d'une lumière évidente, et que la pathologie éclaire à son tour d'une manière non moins nécessaire, toutes deux parallèles, mais sans se confondre dans le même organisme.

L'explication du phénomène symptôme et de l'action des substances est donc recherchée et obtenue par l'expérimentation sur les animaux. Mais lorsque nous aurons dit que les animaux n'ont pas la même réceptivité, et d'autre part, que l'on n'a pu produire chez eux une seule des maladies de l'homme, même de celles qu'on appelle communes, on sera forcé de n'accepter qu'avec réserve les déductions pratiques tirées des expériences.

Qu'on ne croie pas qu'ici je fais un procès à la science expérimentale, ce serait de la critique injuste, je veux prouver seulement que la maladie greffe un mode d'existence nouveau dans l'économie saine, qu'elle y ente des lois particulières sur les lois générales de l'organisme sain et y établit une *vie composée* (Pidoux). Imbu de ces principes, le médecin au lit du malade cherche tout d'abord la maladie au moyen des symptômes, souvent avant de les anatomiser et de les mettre en place, et encore son diagnostic, son pronostic et son traitement pourront être irréprochables. Ici le médecin fait de l'art, et la médecine pratique proprement dite restera toujours un *art*, art qui s'appuie et doit s'appuyer constamment sur les sciences qui lui sont afférentes (anatomie, physiologie, chimie, biologie), qui l'instruisent sur les causes, la nature, l'origine des maladies, les propriétés des modificateurs hygiéniques et thérapeutiques.

Il découle de ces considérations qu'il ne faut point négliger l'observation et l'expérience, et ne point oublier qu'on n'exerce pas une science, mais un art; que l'art n'est pas un total ni un produit de science, et que le médecin le plus savant n'est pas toujours le meilleur médecin, quoique l'idéal serait la réunion d'un grand pathologiste et physiologiste à un grand praticien. Or, la médecine a eu de grands représentants quand la science était au berceau. Elle est restée, malgré les lumineuses découvertes des sciences modernes, un art pratique auquel il faut, comme le dit Pidoux, une vocation, du sentiment, des idées, et je ne peux mieux définir l'art médical qu'en citant les propres paroles du médecin philosophe : « C'est une lumière interne et primitive, une faculté naturelle qui se sert avec pénétration de toutes les connaissances que les sciences lui fournissent, mais qui acquiert et se perfectionne par son propre exercice ou par l'expérience. — Ce dont il a besoin surtout, c'est donc d'expérience et de pénétration. »

Donc, plus de *théorie*, direz-vous, le médecin doit s'en défendre! Je réponds : La pathogénie des maladies engendre des disputes et des théories qui toutes veulent posséder la vérité. En présence du pour et du contre de ces théories, le médecin peut, sans le moindre inconvénient, rester en dehors des débats qui se poursuivent entre physiologistes, chimistes, biologistes, bactériologistes, pathologistes. Mais nous sommes loin d'admettre qu'on se prive de théorie. La théorie, en médecine, c'est de la clinique condensée, bien observée, bien étudiée, et dont des conclusions simples ont été déduites. La théorie est fille de clinique, elle doit céder le pas à l'observation du malade, mais la clinique seule, quand elle n'est pas soutenue par la théorie, pourrait n'avoir qu'une valeur diminuée; la théorie devient donc un des corollaires obligés de la clinique.

Nous rendons hommage aux étonnants progrès et aux ambitions des sciences positives; mais nous restons convaincu qu'elles ne sont ni en droit de supprimer l'observation traditionnelle ni en mesure de la remplacer.

STATISTIQUE. — La statistique médicale est une étude nouvelle empruntée à la science des nombres et qui s'appuie sur cette parenté pour se dire exacte.

Les esprits ordinaires accordent une confiance illimitée aux chiffres qu'elle fournit; ceux qui sont plus exercés et qui savent ce que c'est qu'un *fait* en *pratique* ne peuvent la concevoir qu'entachée fatalement d'erreurs, malgré ses soins à ne puiser qu'aux sources les plus pures par la conscience et la véracité des observateurs.

Le *fait médical*, susceptible d'interprétation souvent contradictoire, ne ressemble à aucun autre, et il est impossible qu'un nombre d'observations si peu semblables apporte avec lui les garanties d'une certitude. Bichat a écrit quelque part avec autorité : « L'invariabilité des » lois qui président aux phénomènes physiques permet » de soumettre au calcul toutes les sciences qui en sont » l'objet, tandis qu'appliquées aux actes de la vie, les » mathématiques ne peuvent jamais offrir de formules » générales. »

La statistique n'est donc qu'un instrument infidèle, capricieux, exigeant une grande sagacité, et une non moins grande réserve de la part de ceux qui s'en servent : d'où deux camps, les sceptiques et les croyants. Je pense que les premiers l'emportent beaucoup sur les seconds, et l'accord me semble à jamais impossible en science médicale comme en sciences morales et politiques.

Les maladies épidémiques sont celles qui devraient fournir une statistique incontestable quant à la nature des faits, mais leurs manifestations sont trop variables en allures, en gravité, la maladie type trop facilement confondue avec celle qui n'est qu'influencée par le génie morbide ; on ne peut donc rester convaincu, puisque l'on ne peut rencontrer deux cas cliniques qui se ressemblent, puisqu'on est à même de constater des séries heureuses, quelle que soit la thérapeutique, mirages trompeurs et coïncidences favorables. Puisque nous sommes obligé de compter avec des notions d'inégale valeur, nous devons nous contenter d'un simple inventaire méthodique le plus rapproché de la vérité, comme le seul et sérieux progrès, et, à l'avenir, ne citer les statistiques en médecine qu'à titre d'argument accessoire et non à titre d'argument principal.

Dans notre grand hôpital, j'ai essayé pour la fièvre typhoïde, après avoir rassemblé un nombre considérable de cas observés, de les catégoriser suivant les formes, les séries heureuses ou malheureuses, les traitements hâtifs ou tardifs, mais les malades d'âge, de profession, de conditions si diverses, ne nous arrivant souvent qu'à la dernière extrémité, ne m'ont jamais donné que la statistique du nombre, statistique de nulle valeur. Les hôpitaux militaires seuls peuvent offrir les conditions d'une étude de quelque exactitude.

BACTÉRIOLOGIE. — Cette science d'aujourd'hui, pour laquelle on n'a que transport et enthousiasme, n'admet point de partage. Il est dans la nature de ses découvertes de faire table rase de la médecine traditionnelle ; en présence de l'entraînement qu'elle excite, tout le reste semble un instant oublié ; la thérapeutique s'égare, l'observation n'est plus qu'un hors-d'œuvre, la donnée microscopique est tout. Chaque médecin peut s'inscrire contre ce droit exclusif, tout en reconnaissant les progrès qu'elle réalise et les notions fécondes qu'elle peut fournir à la clinique. La microbiologie n'est qu'une science ajoutée à l'anatomie, à la physiologie et à la pathologie ; comme l'histologie, également science récente, elle vient s'additionner aux nombreuses branches des sciences médicales et ajouter des vérités contemporaines aux vérités anciennes.

Pour les maladies infectieuses et contagieuses, qui sont le triomphe réel de la nouvelle science, qu'apprend-elle au praticien ? Elle lui donne le témoin, l'objet et le sujet de l'infection et du contage que non seulement il soupçonnait déjà, mais qu'il affirmait sous le nom de *miasme*, *virus*, etc. Cette précision causale est, il est vrai, un immense progrès ; la prophylaxie en retire déjà une lumière et un secours puissants, la chirurgie lui doit progrès et sécurité, la thérapeutique médicale y trouvera indubitablement des ressources, mais l'économie malade restera toujours le sujet de l'observation et de l'expérience, qui toutes deux engendrent seules l'habileté dans l'art de traiter les maladies et celle d'utiliser les puissances vitales.

THERMOMÉTRIE. — La fièvre a pour caractère *l'élévation de température* ; ce phénomène essentiel de la fièvre est rendu sensible et de complète exactitude par le moyen du thermomètre, instrument de contrôle et de certitude pour la chaleur, comme la montre l'est de son côté pour l'exploration du pouls. La thermométrie est encore une acquisition nouvelle et très importante de la science médicale, elle revendique, à juste titre, la marque scientifique et la précision mathématique.

L'*hyperthermie* étant le symptôme fébrile constant et dominant, on comprend qu'on se soit laissé aller à l'exagération et que la chaleur soit devenue le *tout* dans les fièvres, le maître symptôme, l'élément obligé, seul considéré et cause unique de danger. Cette doctrine, si en faveur dans nos écoles, impose au praticien comme mesure rigoureuse le tracé thermométrique, et avec lui la méthode *antithermique* obligatoire. Or, avant de se lancer sur ce seul et unique champion morbide, la température, le connaissons-nous bien? Les sources de la chaleur animale, les causes et le *processus* de la fièvre sont-ils uniques? N'y a-t-il pas plusieurs procédés pyrétogènes, comme nous le signalons plus loin? En combattant la chaleur seule, combat-on ses actes générateurs? C'est cette solution qui serait un réel progrès. Une réaction mesurée et sage commence à se produire contre cette pratique impérieuse, quelques médecins même, trop rétrospectifs peut-être, retournent à la doctrine d'Hippocrate et ne seraient pas éloignés de trouver la fièvre bonne et respectable.

Le thermomètre est venu remplacer la main, on ne touche plus le malade, l'instrument a parlé par son tracé et fait toute l'histoire de la maladie. Mais il en est de la chaleur comme de la fréquence du pouls, que vaut ce dernier signe sans la qualité? que vaut la température sans les dispositions qu'elle imprime à la surface du corps, à celle des muqueuses, même aux sensations du malade? Avec une haute température, le toucher peut donner, au contraire, une chaleur douce, onctueuse, haliteuse, agréable et rassurante; d'autres fois, le thermomètre ne marquant qu'une chaleur médiocre, la main est néanmoins saisie désagréablement par quelque chose d'âcre, de mordicant, de défavorable. En clinique, nous avons des ataxies avec température normale; il n'y a donc pas une corrélation obligée entre la température et les phénomènes nerveux, l'hyperthermie ne fait ni le délire ni tout le danger, car, si les troubles nerveux peuvent exister avec elle, avec elle aussi, ces mêmes troubles nerveux peuvent être absents.

On conçoit que cette pratique, qui a beaucoup d'avantages, finisse par embarrasser le médecin qui, bon gré mal gré, est porté à lui accorder une importance exagérée. Préoccupé de l'intensité fébrile thermique, il croit à un danger au point de vue des lésions anatomiques ou au point de vue de la dénutrition. Mais pourra-t-il toujours discerner quand la calorification sera cause, quand elle sera effet?

Il y a donc inconséquence à suivre la fièvre au seul tracé thermique et à s'émouvoir trop vite devant quelques oscillations brusques ou exagérées. Il y a danger de négliger l'étude de la main qui complète et rectifie, par le témoignage des sens, ce que les chiffres nous ont déjà appris. Il faut se rappeler qu'à côté du thermomètre il y a un *sens médical*, et qu'il a à juger les contradictions entre la main qui trouve au bras peu de chaleur, même du froid, quand le thermomètre est élevé ou lorsque, abaissé, elle perçoit une chaleur marquée.

Qu'on se garde de croire que nous nous inscrivons contre la thermométrie. Nous employons cette méthode chez tout fébricitant; mais nous ne lui reconnaissons pas la toute-puissance. Pour nous, la marche de la température est un élément de diagnostic, elle nous fournit des indications lors même qu'elle s'éloigne du cycle classique, elle s'ajoute aux autres symptômes, elle les corrobore, elle peut même signaler la gravité de la maladie, mais elle ne la crée pas.

FIÈVRE TYPHOIDE

CAUSES

La **fièvre typhoïde** n'est point une maladie engendrée par une simple déviation des fonctions physiologiques, elle ne dérive pas d'un vice constitutionnel ou acquis, elle ne saurait prendre origine d'une cause banale, elle est donc une maladie *spécifique*, *typique*, naissant d'un ordre de causes spéciales (fermentations putrides) ou d'une cause unique (parasitisme).

Ainsi considérée, nous avons à étudier dans son étiologie : la cause formelle ou le *germe*, puis le *terrain* sur lequel s'établit la germination morbide, enfin les *conditions* favorables ou défavorables à son évolution, c'est ce qu'on pourrait appeler l'importante question des assolements ou des terrains organiques chez lesquels les éléments histologiques normaux ou pathologiques doivent trouver les matériaux de leur nutrition.

Comment le germe occupe-t-il l'organisme et comment se propage-t-il? Nous disons que c'est par l'infection et la contagion.

L'infection, que beaucoup confondent avec la contagion, est une des origines les plus communes de la fièvre typhoïde ; ces deux modes d'action ne sont point semblables, ils sont au contraire nettement distincts. Par infection, nous entendons un acte producteur de la maladie, tout différent de la contagion, provenant de l'influence d'émanations ou miasmes dont les sources peuvent être diverses.

Pour le vulgaire comme pour le médecin praticien, la fièvre typhoïde, étant la fièvre infectieuse par excellence, provenait toujours de l'absorption de miasmes. Les *miasmes*, d'après les théories régnantes, étaient alors considérés comme des substances gazeuses, des vapeurs plus ou moins subtiles pouvant se diffuser dans l'atmosphère, être absorbées par les économies saines et donner lieu aux phénomènes de l'infection. La nature vivante des miasmes avait échappé aux esprits les plus observateurs, faute de méthode et d'instruments de recherches, la doctrine pastorienne des germes est venue bouleverser et ruiner celle admise pour l'infection. Les merveilleuses découvertes de M. Pasteur sur les fermentations, en donnant un corps au principe infectieux, ont démontré que les miasmes n'étaient que des agents et des phénomènes de fermentation, *ferments figurés* et *vivants*, véritables facteurs de l'infection, laissant entrevoir la possibilité d'agir sur eux et de doter l'hygiène de moyens prophylactiques efficaces.

Toute fermentation putride peut donner naissance à des émanations qui, putrides elles-mêmes, sont susceptibles d'infecter sans qu'il y ait un contage ou l'introduction d'un agent spécifiquement typhogène ; ces ferments putrides proviennent exclusivement de la fermentation de substances animales, ceux de source uniquement végétale donnent naissance à des fièvres d'une autre espèce (fièvre intermittente, etc.); ces miasmes de pourriture animale empoisonnent l'organisme s'ils sont aidés de l'influence des milieux et favorisés par les conditions de réceptivité de l'économie, influence et conditions qui autrefois faisaient partie des causes déterminantes de la maladie, et qui ne sont plus aujourd'hui que des causes banales, prédisposantes ou auxiliatrices.

Les fermentations animales contiennent de nombreuses bactéries dont on connait bien quelques-unes : les *bacilli subtilis*, *amylobacter*, *megatherium*, mais surtout le *bacterium termo*, le plus constant et le plus défini de tous. Ces microbes sont-ils primitivement pathogènes ou ne le deviennent-ils qu'à la condition d'avoir passé par un organisme malade ? (Ch. Robin, Jaccoud, Peter) en d'autres termes, la spécificité typhoïde est-elle primitivement le produit direct d'une fermentation, ou bien s'acquiert-elle par la transformation des ferments organisés en ferments *spécifiques* par une évolution dans l'organisme souffrant ? C'est à cette dernière opinion que je me rallie, admettant l'infection d'abord uniquement putride *(bacterium termo)*, pouvant devenir spécifique par transformation *(bacillus typhosus)*.

Comme preuves de l'infection, je peux m'appuyer sur des observations nombreuses, sur des relations plus nombreuses encore et des recherches qui emportent avec elles tous les caractères de la certitude.

Il est indéniable que nombre d'épidémies typhoïdes, dont l'origine a été scrupuleusement étudiée, ont pris naissance de germes humains ou animaux, mais non typhoïdés. Certains villages qui, depuis une longue période d'années, n'avaient connu un seul cas de fièvre typhoïde, ont pu être frappés, malgré leur isolement, leur altitude, l'absence de toute maladie, de toute visite ou communication étrangère, mais chez lesquels on a pu saisir le lien qui rattachait la maladie à une cause locale : un amas de détritus animaux, un fumier, une fosse à purin, même un encombrement d'animaux, un champ d'équarrissage, un dépôt de sang putréfié, une bête morte corrompue jetée près d'une maison, une mare infecte, des égouts stagnants, enfin les matières fécales d'hommes ou d'animaux polluant les canaux, puits ou citernes, sans renfermer le poison typhique que ces matières ne pouvaient contenir (exemples divers, observation du docteur Colard, *Pièces documentaires*, n° 2).

Nous affirmons donc que l'infection provient d'émanations ou de miasmes putrides, qu'elle peut produire une maladie parfaitement caractérisée (fièvre typhoïde), mais aussi et en même temps des maladies différentes : diarrhées, dysenteries, septicémies, fièvres scorbutiques, etc., c'est-à-dire une maladie spécifique bacillaire et des maladies non bacillaires, et que l'on peut également les observer toutes sous forme endémique ou épidémique.

La contagion est l'introduction dans l'économie douée de réceptivité du principe spécifique de la fièvre typhoïde, c'est-à-dire du *bacillus typhosus* lui-même. C'est la communication *directe* du poison typhique à nos surfaces absorbantes par un contact soit médiat, soit immédiat ; c'est la transmission du bacille typhique d'un individu malade à l'individu sain, et, par ce fait, la production nécessaire et obligatoire de la fièvre typhoïde, à l'exclusion de toute autre maladie. On voit par là qu'à l'encontre de l'infection, le germe contagieux n'a pas besoin d'être préalablement élaboré par l'organisme malade.

La contagion est le mode de propagation le plus prompt et le plus actif, ses agents (eau, air, objets extérieurs, etc.) sont très nombreux en tant que moyens de transport du bacille typhique à nos voies d'absorption.

Bacillus typhosus. — MM. Coze et Feltz, professeurs de la faculté de Nancy (1866), furent les premiers qui découvrirent, dans le sang des typhiques, des bâtonnets de 2 à 5 μ. Plusieurs micrographes étrangers vinrent ensuite affirmer dans les divers organes des typhoïdés la présence de microcoques et de colonies microbiennes, mais c'est Eberth (1880) à qui on fait l'honneur de la découverte du bacille qui doit désormais porter son nom. Galfky, par un travail qui semble à l'abri de tout reproche, nous en fait une description complète; nos savants, Cornil, Artaud, Chantemesse et Widal, par leurs expériences et des cultures, confirment la découverte d'Eberth.

Le bacille typhoïde est un bâtonnet court de 2 μ de longueur et de 0.08 μ d'épaisseur, doué d'un mouvement propre, arrondi à ses extrémités, donnant des spores terminales et des filaments ; il a fréquemment la forme en navette avec un espace clair au centre ou à l'extrémité, que M. Chantemesse croit être une dégénérescence, que d'autres rapportent à un artifice de préparation. On le cultive sur la gélatine peptonisée, l'agar-agar et la pomme de terre; son développement y est déjà sensible à 4°, la meilleure température pour lui est de 25° à 35°; à 46° la culture s'arrête; sa vitalité est très longue, des cultures ont pu rester fertiles après six mois; il supporte une dessication prolongée, ce qui est dû à la présence des spores; il résiste aussi facilement à la congélation; le sublimé, la quinine, les acides phénique et chlorhydrique, le chlorure de chaux, sont jusqu'ici les substances qui s'opposent à la culture de ce bacille; il se reproduit ou se multiplie par scission transversale ou par sporulation; l'inoculation pratiquée sur les animaux (Galfky, Chantemesse et Widal) n'a donné que des résultats négatifs ou équivoques, le cheval seul a une maladie à forme typhoïde, mais sans présenter aucune des lésions caractéristiques. Les colonies microbiennes typhoïdes se rencontrent en abondance dans les plaques de Peyer, les ganglions, la rate, c'est là qu'on les trouve dégagées et accompagnées de globes ou microcoques hyalins ou colorés, puis dans le foie; les poumons congestionnés n'en renferment que de rares et de très isolés; ce sont

les vaisseaux des premiers organes cités qui en offrent le
plus ; dans le sang, le bacille est rare et on le perçoit difficilement entre les globules rouges ; sur l'intestin, il se
trouve mêlé à des bactéries de mille sortes, produits des
lésions multiples et de différentes natures observées dans
le cours de la fièvre typhoïde et des complications ame-
nées par la nécrose et l'ulcération des plaques.

MM. Grancher et Richard nous donnent sur les mœurs du
bacille typhique les renseignements suivants : comme tous
les pathogènes, ce bacille, avec le concours d'une certaine
humidité, prospère dans les terres riches en matières organiques, mais dans le sol il ne rencontre pas rien que
des conditions de vie, il y trouve aussi des causes de
mort : la dessication, une température trop basse dans
certaines profondeurs ou trop haute à la surface, l'oxygène
des couches supérieures fatale aux anaérobies, l'acide
carbonique des couches profondes défavorable aux aérobies, la concurrence redoutable des saprophytes qui lui
disputent l'espace et la nourriture, enfin la lumière so-
laire, qui lui est d'autant plus préjudiciable qu'elle est plus
intense, aussi est-elle l'agent d'assainissement le plus
universel, en même temps que le plus économique et le
plus actif.

MM. Grancher et Deschamps nous apprennent en plus
comment les germes pathogènes se comportent avec le
sol : répandus à sa surface, ces germes le traversent avec
l'eau de filtration, retenus dans les couches superficielles
et ne pénétrant qu'à 40 ou 50 centimètres de profondeur,
où ils gardent longtemps leur vitalité ; la forme bacillaire et filamenteuse et surtout la forme sporulaire sont
très lentes à opérer cette migration vers la profondeur ; à
cette distance, les bacilles ne vivraient que cinq mois environ, tandis que les spores, au contraire, dureraient plusieurs années. La *zone bactérienne* n'est donc pas profonde
et la nappe souterraine située au-dessous ne renferme pas

plus de micro-organismes que l'*eau de source*. Dans cette zone les bactéries dorment jusqu'à ce qu'un bouleversement du terrain les exhume et en opère la reviviscence.

Comment se fait la contagion par cet agent organisé, vivant et passant d'un organisme malade à un organisme sain où il incube jusqu'à ce qu'il soit devenu actif ? Organisme végétal inférieur, le microcoque d'abord sphérique, brillant, refrigent, puis filament avec mycelium, enfin bâtonnet, se divise formant des espèces de zooglées ; absorbés à la surface de l'intestin, ces ferments figurés se développent, colonisent sur les plaques de Peyer et les follicules clos ; absorbés par les lymphatiques et les radicules de la veine-porte, ils sont entraînés dans les ganglions mésentériques et dans le foie et pénètrent ainsi dans la circulation générale, d'où ils vont imprégner les différents viscères.

Nous qui sommes partisan de l'infection typhoïde par les produits de la fermentation putride, par ses nombreuses bactéries aérobies ou anaérobies, le *bacterium termo* en particulier, produits qui, introduits dans l'organisme par les voies d'absorption, y trouvent des conditions biologiques propices, nous posons cette question :

La fièvre typhoïde est-elle toujours due au bacille d'Eberth et n'est-elle pas causée quelquefois par d'autres micro-organismes devenus virulents dans des conditions encore inconnues ?

MM. Rodet et Roux ont fourni des expériences et des observations qui présentent à ce sujet un bien grand intérêt. Ils ont constaté que le *bacillus coli communis* n'est pas absolument saprophyte, qu'il peut devenir pathogène, et ils ont trouvé quelque relation entre ce bacille et celui de la fièvre typhoïde. Chez un de leurs amis, professeur à la faculté de médecine de Lyon, dans le cours d'une fièvre typhoïde dont il était frappé ainsi que son fils, ils n'ont pu retirer dans les selles que les matériaux de culture du *bacillus coli*.

M. Vaillard (du Val-de-Grâce), de son côté, serait conduit à reconnaître l'identité du bacille d'*Eberth* et du bacille *coli*, l'habitant inoffensif de l'intestin. En vieillissant dans un milieu impropre à leur nutrition, les colonies bacillaires d'Eberth prendraient les caractères de la non-virulence du bacille *coli*. Maintenant, si on pouvait donner au bacille *coli* la virulence par des cultures en milieux appropriés, l'identité serait prouvée, et alors, comme le fait prévoir M. Vaillard, quelle lumière complète sur le développement *spontané* de la fièvre typhoïde par fatigue, surmenage, chagrin, etc., et quelle autre sur la reviviscence des microbes pathogènes atténués !

Le bacille d'Eberth et le bacille *coli* ne sont-ils donc que deux variétés d'une même espèce ? Sont-ce deux espèces distinctes ?

On sait déjà qu'un même microbe peut présenter des différences suivant le milieu nutritif dans lequel il se développe. Le docteur Bordier a vu, sous l'influence des milieux, des générations successives de microbes subir des changements; dans la forme et les propriétés (augmentation ou diminution, acquisition ou perte de la virulence); dans le mode reproducteur (spores ou scissiparité): dans les fonctions nutritives (aérobies ou anaérobies), et réciproquement. De toutes ces transformations résultent des séries de microbes qui par des changements de milieux constituent, de génération en génération, en réalité des espèces nouvelles. A l'appui de ces recherches citons les paroles de M. Chauveau (Académie des sciences, 25 février 1888), à propos de la morphologie microbienne, variant suivant le genre de culture. « Ces métamorphoses » physiologiques ne sont que l'extension d'un cas général » bien connu des botanistes, à savoir que les conditions » de culture peuvent modifier non seulement la forme, » mais encore les fonctions. »

Dans les planches qui accompagnent les recherches de

M. Vignal sur les micro-organismes des matières fécales on peut voir les *bacilli*, *cocci*, etc., fécaux changer de volume et de forme uniquement suivant le milieu de culture (gelose, bouillon, etc.).

Parlerons-nous de l'*antagonisme* des bactéries, dont on s'occupe si vivement, qui n'a donné encore aucun résultat, le problème restant toujours entier? Les désillusions les plus grandes sont survenues quand on a tenté de conclure de ce qui se passe en dehors de l'organisme, dans des bouillons *in vitro*, à ce qui se passe dans le corps vivant. Pour les infiniment petits, comme pour les animaux supérieurs, il y a un combat pour l'existence, ce qui incline quelques-uns à croire que sur le même terrain nourricier, il peut, comme pour les végétaux, se trouver des espèces plus privilégiées étouffant leurs congénères; d'autres, à l'exemple de Bouchardat, sont portés à penser que les maladies contagieuses, hormis celles de l'imitation, pourraient peut-être être déterminées par la transformation d'organites en microbes.

Maintenant, comment s'opèrent et comment expliquer le mode d'action de ces micro-organismes, leur modification, leur dédoublement, leur sécrétion, aussi leur introduction, leur reproduction, leur élimination; comment ils font élection dans certains tissus ou organes et y produisent les lésions pathologiques? Tout est encore incertitude; la seule action peut-être connue du microbe, plus importante que sa présence et sa multiplication, serait soit par sécrétion, soit par désassimilation du microbe lui-même ou décomposition des éléments de l'organisme sous l'influence de la vie du microbe, la formation d'un produit infectant, toxique, *alcaloïde* ou *ptomaïne* (Gauthier, Lefort, Colin, Béchamp, Peter); les maladies microbiennes tiendraient alors autant de l'intoxication, et peut-être plus encore, que du parasitisme, cause unique pour les auteurs de la doctrine microbienne. (Pasteur,

A. Guerrin, Cornil, Verneuil, Charpentier, Guenot, Vuillemin, etc.)

Brieger, par la culture pure de quantité de bacilles typhiques, aurait produit un poison particulier, une ptomaïne *typho-toxine*, agissant comme les autres ptomaïnes et leucomaïnes, par action propre, mais non par une action mécanique, ni par celle de leur absorption de quelque élément organique. (Voir *Pièces documentaires*, planche I.)

Conclusions. — Devons-nous souscrire à la *spécificité absolue* des formes bactériennes, comme le veulent Pasteur, Colin, Koch, etc., ou croire que le *polymorphisme* est un état qui appartient fort probablement au microbisme?

Ne voyons-nous pas qu'en face de tant d'incertitude, il est certainement des vérités définitivement acquises, mais que les classifications actuelles ne sont que provisoires, et que dans la famille des bactériacées, la formation des genres est encore à trouver? Les conclusions en pathologie microbienne sont donc trop hâtives et nous devons rester dans un sage scepticisme; les études si belles sur les microbes des maladies infectieuses et contagieuses sont bien loin d'être achevées, elles sont d'une difficulté extrême, qui sera aplanie un jour, mais seulement par des observations réitérées de médecins autorisés, et non par celles innombrables de personnes isolées, qui se hâtent de publier dans un intérêt doctrinaire ou théorique, sans le contrôle de l'expérience clinique.

Transmission et pénétration. — Les miasmes putrides et les germes typhiques infectionnent ou contagionnent l'économie par deux portes d'entrée : 1° les voies respiratoires par l'air et la vapeur qu'il contient; 2° les voies digestives par tous les *ingesta* solides ou liquides.

L'air est le plus simple et le plus inévitable véhicule de l'agent infectieux. Cette théorie, la plus ancienne, restera toujours vraie. D'après M. Pasteur, il n'existe pas de partie dans l'atmosphère où on ne puisse rencontrer des bactéries. L'air est en effet plein de microbes, l'air des rues plus que l'air des champs, l'air des habitations plus que celui des rues. Celui qui entoure les malades se charge en outre de tous les corps nuisibles qui peuvent s'y soutenir, soit par eux-mêmes, soit par son humidité ; telles, les poussières des vêtements, des linges, des pièces de literie, des objets des malades ; tels, les miasmes de l'encombrement humain, les émanations putrides des matières animales en décomposition, des cadavres, etc., livrant à l'atmosphère tous leurs micro-organismes et leurs toxines. Le médecin même, l'étudiant, les gens de service, peuvent être des intermédiaires nocifs au moyen de l'air.

La transmission du germe typhique régénéré par le malade lui-même et contenu dans ses déjections, effectuée par l'air ou par l'eau, est rigoureusement établie aujourd'hui, et pour beaucoup cette origine fécale du poison est exclusivement admise : les selles des typhoïdés, les regards d'égouts, les fosses sans soupape ou mal installées, celles servant à tout le monde, comme dans les pensions et les casernes, les vidanges transportées ou répandues et les dépotoirs sont les réservoirs qui fournissent à l'air la matière infectante.

Le flux diarrhéique renferme donc le contage, réceptacle constant, puisque la diarrhée manque à peine une fois sur trente ; l'observation n'est pas loin de prouver que la contagiosité commence avec la diarrhée et persiste pendant toute sa durée. Cependant bien des fois l'air ne paraît que médiocrement se charger par les selles des germes, des bacilles ou des spores typhiques. L'immunité pour les malades mêlés dans nos salles aux typhoïdés nous a souvent frappé. Nos gardes, étudiants, infirmiers et religieuses n'étaient que rarement atteints, tout en faisant le service des bassins. Les selles des typhoïdés étaient jetées dans des baquets de cuivre servant à tous les malades, puis portées aux latrines affectées à chaque salle. Ces fosses étaient depuis nombre d'années dans un état de défectuosité tel que l'administration actuelle, très préoccupée de cet état déplorable, vient, à grands frais, de les transformer et de les rendre incapables de nuire. Serait-ce que les selles fraiches, selon Murchison, sont sans danger et ne deviendraient nuisibles que quand elles sont putréfiées ? Là en est probablement la raison.

Les enthousiastes de l'origine hydrique des maladies microbiennes se refusent à admettre la transmission par l'air, mais l'observation et le bon sens sont là pour l'affirmer. Nous n'avons qu'à citer nos endémo-épidémies annuelles de 1832 à 1875, toutes engendrées par l'air méphitique du canal de Chamars. A propos de l'épidémie observée à Paris en 1882, M. Potain, dans sa clinique, expliquait que l'hygromètre, donnant l'état de saturation de l'atmosphère, a toujours monté en même temps que la maladie : que les maxima de pluie tombée ont également coïncidé avec ses recrudescences, et cela très exactement. On peut donc, disait-il, s'empoisonner par suite d'une dispersion, d'une diffusion atmosphérique de l'élément poison. Si cet agent peut se multiplier dans les couches inférieures des terrains, il est probable qu'il peut se reproduire de même dans l'atmosphère, sous l'influence de l'humidité. (Voir aux *Pièces documentaires*, n° 3, nos observations locales.)

Comment s'opère par voie aérienne la **pénétration** du *contage* direct ou bacillaire. Strauss a démontré que sur 600 bactéries aspirées par le poumon avec l'air atmosphérique, on n'en retrouve à l'expiration que quelques-unes, celles qui ne sont pas rejetées par les crachats cheminent jusqu'aux dernières ramifications bronchiques ; là, les mucus les fixent, les immobilisent, et le bacille pathogène s'y développe. Si l'alvéole pulmonaire lui est favorable, il passe dans l'intérieur d'un capillaire, arrive dans le courant sanguin, qui le met en contact avec tous les organes, et principalement avec ceux de son choix (partie sous-muqueuse de l'intestin et plaques de Peyer).

L'*infection*, par ses espèces anaréobies, pénètre dans l'économie en suivant la même route.

Transmission par l'eau. — La transmission du germe typhique par l'eau et les boissons s'offre avec des faits si nombreux, que la pluralité des médecins semble aujourd'hui ne reconnaître que cette voie. Nous convenons que les exemples affluent, et convainquent tellement que j'ai pu entendre de la bouche d'un professeur distingué de clinique interne ces paroles : « On peut respirer le choléra, mais on boit la fièvre typhoïde. »

L'absorption digestive des miasmes se trouve ainsi devenir la doctrine rivale et triomphante de l'absorption par les voies aériennes. La véhiculation par la voie liquide ne peut toutefois infirmer le mode d'arrivée par émanations, ni détruire la méthode classique, elle restreint seulement son domaine.

L'eau étant le vecteur le plus important, le plus redoutable, le plus habituel, ne saurait néanmoins donner la raison de toutes les épidémies. Cette théorie, séduisante par sa simplicité, aurait le tort, par son exclusivisme, de conduire le praticien à l'omission du rôle étiologique d'autres facteurs pathologiques.

Les perfidies de l'eau sont connues. Elle se charge, elle recueille et entraîne, elle conserve tout ce qu'elle trouve sur son passage, et surtout elle détrempe, par conséquent elle divise et dilue à l'infini ; c'est ainsi que les eaux sont contaminées par la surface du sol, par les infiltrations, les poussières de l'atmosphère, véritables annexes du sol, par

tous les objets extérieurs entachés de quelque souillure.
La théorie fécale, dépendante de celle des eaux, trouve
chaque jour son application. Il est hors de doute que les
filtrations des fosses qui renferment, avec des produits putrides, le poison à l'état parfait (le bacille) ont occasionné
de très nombreuses épidémies ou endémies circonscrites
et cantonnées dans une maison, un établissement, une caserne ou un quartier. Les égouts, qui reçoivent si souvent
des déjections humaines ou animales, constituent pour les
microbes pathogènes un milieu très favorable à leur développement. Aussi les égouts des grandes villes sont-ils
justement accusés de contribuer puissamment à produire
ou à multiplier les germes de la fièvre typhoïde. Les vidanges répandues sur un sol en culture sont toujours un
grand danger pour la santé publique, la pulpe des fruits
ne peut contenir de microbes, mais les souillures des légumes par les irrigations fécales sont si dangereuses, que
l'on devrait restreindre l'épandage des champs à ceux
destinés aux légumes devant être cuits et jamais à ceux
mangés crus.

Donc toute souillure animale des milieux, sol putride,
aliments et boissons altérés, air septique, encombrement,
émanations fécales, locaux malpropres, en contact avec
l'eau, s'y incorporent, et celle-ci devient le réservoir de
toutes ces putridités, supports éventuels qui ne sont actifs
qu'en devenant des *ingesta*.

La **pénétration** par la voie hydrique s'opère avec facilité
et promptitude. Les germes putrides ou spécifiques par-
courent le tube digestif et se rencontrent sur la muqueuse
intestinale, comme dans ses replis, avec un nombre infini
d'espèces microbiennes, en couche épaisse. Toutes les
variétés aérobies et anaérobies y sont représentées avec
un luxe d'individus prodigieux. Bienstock en a publié une
étude complète et M. Vignal compte vingt millions de bac-

teries dans 10 centigrammes de matière fécale. C'est de
cet amas que part le mouvement bactérien de putréfaction ;
c'est là que le bacille typhique trouve ou sa vie ou sa mort.
(Voir *Pièces documentaires*, n° 4.)

Prédisposition et occasion.

Une fois introduit dans l'organisme, l'agent infectieux
et envahisseur y trouve un *terrain* propice ou un sol défavorable. Dans ce dernier cas, le germe est non accepté,
rejeté ou détruit ; s'il rencontre des conditions tellement
défectueuses que son évolution soit entravée, il ne résulte
de sa présence que des troubles passagers, tout au plus
une fièvre atténuée. Si le terrain est favorable, la maladie
est engendrée et sa physionomie clinique va revêtir une
des formes déduites du nombre des conditions qui les
rendent simples ou complexes.

La *voie* d'introduction du germe dans l'économie est
une condition qui modifie son évolution ; par les voies respiratoires, le sang est le premier infecté, l'infection générale est plus rapide, elle est plus tardive si c'est par les
voies digestives.

Les *localisations* mêmes sont variées et ne sont pas sans
influence. Le micro-organisme introduit dans le sang ou
la lymphe aura quelque préférence pour les parties déjà
malades, c'est la vieille théorie du *locus minoris substantiæ*; porté sur la muqueuse digestive, il se localisera sur la
deuxième et surtout la troisième partie de l'intestin, là où
se passent les mêmes phénomènes que la chimie a révélés
dans la putréfaction expérimentale, là où se forment les
produits toxiques variables dont les alcaloïdes sont les
plus nombreux.

Les effets physiologiques et morbides sont proportionnels à la *masse* de *matière* toxique introduite : la puissance
d'infection et de contagion doit varier avec son abondance

comme aussi avec les conditions auxiliaires de chaleur, de sécheresse et d'humidité.

Les conditions *météorologiques* ne sont donc pas indifférentes : le miasme ne peut prospérer ni dans l'eau ni dans un lieu trop sec. Sous notre climat bisontin, les endémies annuelles ont toujours donné une pleine confirmation à la loi d'Ernest Besnier. « Dans toutes les régions » où la fièvre typhoïde est endémique, la maladie subit » dans la période estivo-automnale une exacerbation con- » sidérable et constante. » Et nous ajouterons, surtout après un été sec et brûlant.

La condition *tellurique* n'est à invoquer qu'en raison du degré de perméabilité, de conservation, d'état hygrométrique de la couche terrestre qui sépare les habitations de la couche profonde imperméable, car l'importance n'est pas au sol, mais à la matière à miasmes dans son sein ou à sa surface. Chez nous les inondations de nos sous-sols n'ont pas paru en ligne de cause de nos épidémies.

Si on connaissait combien de temps dure la propriété infectieuse et contagieuse, nous rangerions sa *durée* parmi les causes, mais nous l'ignorons. Trousseau remarque qu'elle reparaît dans la même maison un an après, elle semblerait favorisée par le retour de certaines saisons. Une pareille propriété ne peut être un accident : une même chose peut-elle être féconde ou stérile ? Pourquoi dans nos villes les vidanges et les égouts, qui par l'air devraient contagionner d'une manière incessante, ne le font-ils que par des exacerbations probablement sous des influences cosmiques ? Bretonneau nous dit que la fièvre typhoïde, lorsqu'elle envahit une localité où elle n'a pas apparu depuis longtemps, y fait de grands ravages. La graine y trouve un terrain neuf, et il se passe ici pour les lieux ce que l'on observe pour les individus, qu'une première atteinte préserve d'une seconde.

Il est, il est vrai, d'observation universelle qu'une première attaque de fièvre typhoïde met généralement à l'abri d'une seconde. Cette *immunité*, axiome pour Chomel et Louis, est un caractère commun à toutes les maladies spécifiques et contagieuses ; l'explication qu'on en donne est-elle sûre ? Le poison est un germe qui évolue et non une simple intoxication, et une fois que l'organisme aurait fourni à cette graine morbifique les éléments de sa multiplication, il deviendrait impropre à la nourrir, une nouvelle imprégnation serait inefficace.

Les causes intrinsèques relèvent de l'individu. Pris en particulier ou en groupe, il possède une *réceptivité* spéciale pour les germes de la maladie. Cette réceptivité dans des conditions données est un fait indéniable, elle constitue la *prédisposition pathologique*. La contagion exige une condition de réceptivité plus déterminée et plus spéciale que l'infection. L'inoculation n'a pas plus réussi pour la fièvre typhoïde que pour la rougeole, la scarlatine, la coqueluche, etc.

L'influence du *sexe* est nulle, celle des *races* aussi, mais il y a un *âge de prédilection*, de 16 à 40 ans, surtout de 20 à 25 ans. L'absence d'une atteinte antérieure est aussi une cause prédisposante.

Les jeunes gens *inacclimatés* à un pays souvent typhisé, les jeunes arrivants à Paris, par exemple, sont ceux qui sont le plus facilement frappés : c'est ce que nous avons trop souvent observé dans notre garnison, après l'arrivée des recrues, qui seules payaient le plus large tribut à la maladie.

Ceux qui n'admettent pas avec nous la théorie de M. Peter sur l'autotyphisation et qui la considèrent inadmissible, reconnaissent toutefois que le *surmenage physique* est une cause prédisposante à contracter la fièvre typhoïde. Tout individu surmené, mal nourri, tout sujet extrafatigué, soit physiquement, soit moralement, se trouve dans les meilleures dispositions pour engendrer ou contracter les maladies. Pour engendrer, quand les milieux intérieurs sont altérés par de désastreuses conditions hygiéniques; pour contracter, quand en présence de germes infectieux, la fatigue a rendu le sujet plus réceptif et moins résistant. C'est ce qui s'observe si souvent dans l'armée, où la fatigue est l'élément étiologique si saisissable, et où l'on a observé que toutes les fois que les fatigues ont été atténuées par le repos, les cas de fièvre typhoïde ont diminué.

On a parlé de l'*antagonisme* entre certaines affections et la fièvre typhoïde : les observations que l'on avance sont d'une vérité plus apparente que réelle, les autres fièvres spécifiques, la tuberculose, ne sont pas préservatives. Un savant académicien avait émis, il y a quarante ans, cette proposition : « On sème la vaccine, on recueille la » fièvre typhoïde. » A cette époque les vaccinations et les revaccinations n'étaient point de rigueur dans les garnisons. Impressionné par cette parole autorisée, nous étions en position de faire de nombreuses recherches cliniques sur ce sujet, par elles nous acquîmes la conviction que les sujets au visage grêlé, alors très fréquents, étaient aussi facilement typhoïdés que ceux à la face non variolée.

Nous n'avons pas, à l'exemple du docteur Pécholier, recherché l'action préventive ou l'immunité relative procurée par certaines habitudes. D'après ce médecin distingué, les fumeurs jouiraient de cette immunité à contracter la fièvre typhoïde, elle serait même complète pour les *vrais fumeurs* : il l'explique par une action antiseptique du tabac, action qu'il accorderait dans une certaine mesure même à la tuberculose.

DESCRIPTION. FORMES

Nous reconnaissons trois modes d'origine de la fièvre
typhoïde :

La spontanéité.

L'infection.

La contagion.

SPONTANÉITÉ

La spontanéité de la fièvre typhoïde est fort contro-
versée, on peut même dire qu'elle est presque universellement niée; cependant, tout en sachant cette origine
rare et même fort rare, je ne peux la croire impossible,
j'ai rencontré quelques faits qui m'ont convaincu. Des
recherches d'anatomie et de physiologie pathologiques,
unies à des observations rigoureuses, ne seraient pas
éloignées de prêter un appui à cette opinion. L'éminent
clinicien Peter l'admet; peut-être même aussi M. Jaccoud,
tout au moins il y fait allusion, sans s'exprimer très caté-
goriquement. La fièvre typhoïde prendrait naissance de
causes perturbatrices internes, intrinsèques à l'organisme, pouvant produire l'*autotyphisation*, enfin de toute
chose capable d'impressionner assez profondément l'économie pour l'inciter à réagir par un mode morbide engendrant, *ipso facto*, une maladie devenant ensuite spécifique.

Un jeune homme de quinze à vingt-cinq ans, à un moment donné et sans cause externe connue, de constitution saine, vigoureuse même, placé dans des conditions hygiéniques excellentes, éprouve, on ne sait pourquoi, un sentiment de malaise général et de faiblesse ; il perd l'appétit, dort mal, rêvasse, est impropre à toute action ; il n'a pourtant ni fièvre ni affection locale déterminée ; cet état dure sept à huit jours ; cependant, quelques frissons vagues et un peu de diarrhée surviennent, puis un plus grand frisson ; la fièvre s'allume, devient accablante, il y a stupeur, anorexie absolue, le ventre se météorise, puis se déroule tout le cortège de la fièvre typhoïde.

Ne sommes-nous pas ici en face d'une naissance spontanée par l'évolution interne d'éléments morbides spéciaux, qui ne sont autres que nos propres éléments organiques malades, les actions morbides l'emportant sur les saines, et l'homme devenant tout malade par la dissolution et l'anarchie de ses fonctions?

Nous aurions encore quelques autorités contemporaines de notre côté ; la bactériologie croit cependant avoir amené la ruine définitive de la doctrine de la spontanéité typhoïde, et l'opinion que cette fièvre est regardée comme un poison humain serait surannée.

Tout en reconnaissant que la fièvre typhoïde est une maladie infectieuse, M. Bouchard doute beaucoup que le microbe en soit constamment l'agent pathogène, il est porté à reconnaître que certains *processus* accessoires, certaines fermentations putrides intérieures, produisent les phénomènes typhoïdes. Serait-il disposé à croire, comme nous, à la génération du microbe pathogène dans ces fermentations intestinales? Ce qu'il y a de certain, c'est que ce savant avance qu'au sujet de la nature infectieuse de la fièvre typhoïde, on n'a que des probabilités (1887). S'est-il rangé, depuis, parmi les spécifistes? La présence du germe typhique n'est pas toujours nécessaire, et l'observation signale des cas de surmenage musculaire engendrant spontanément la fièvre typhoïde par une autoïntoxication qui en est la conséquence.

Nous pensons donc que la fièvre typhoïde peut être spontanée : que primitivement, elle peut ne pas être toujours microbienne, qu'elle le devient par transformation de micro-organismes normaux, et nous nous rangeons sur cette origine spontanée du côté des Chauffard et de Bouchardat, sans toutefois paraître partisan de la génération spontanée, sachant qu'il n'y a pas de développement autochtone.

Nous avons par-devers nous une observation qui nous a vivement intéressé et qui est celle d'un cas non douteux de fièvre typhoïde spontanée. Nous la résumons dans ce qu'elle a de plus essentiel. (*Pièces documentaires*, n° 5.)

INFECTION & CONTAGION

Invasion.

Un jeune homme se sent faible, mal en train, contrairement à ses habitudes ; ses occupations ordinaires le fatiguent, il est triste, paresseux ; il se présente à table, mange, mais ce n'est plus avec le même goût, sa bouche étant mauvaise ; il boit volontiers et se trouve en mauvaise disposition du ventre ; la tête est lourde, son sommeil est agité, et, au réveil, il n'est point délassé. Cet état se prolonge deux ou trois jours, mais en s'accentuant par quelques frissons ou frissonnements, avec chaleur le soir ; douleur un peu gravative sur les yeux, aux tempes, à l'occiput, quelquefois aux lombes ; la dépression des forces l'oblige à se coucher quelques heures, puis à s'aliter, car il a de la courbature et il reste couché sur le dos ; quoique somnolent, il ne peut dormir, s'il dort il s'agite, parle en rêvassant ; au réveil, il se plaint d'une sensation vertigineuse, d'une sorte d'obtusion de l'ouïe et de la vue; il mouche quelques gouttes de sang: il demande à boire et refuse tout aliment; son visage abattu frappe son entourage; on appelle le médecin.

Un praticien tant soit peu exercé comprend de suite qu'il est en face de phénomènes précurseurs d'une vraie maladie, et observe son malade matin et soir, soupçonnant à ces symptômes prémonitoires une *fièvre continue*, sans la dénommer.

Il constate d'abord une grande lassitude indiquée par l'attitude, les traits, le regard. La peau s'échauffe ensuite et se sèche, la soif devient ardente; le pouls est fort et fréquent (80 à 100), quelquefois développé, mais dépressible, le thermomètre marque le matin 38°5 à 39°, le soir 39°5 et ensuite 40°.

Il ne doute plus maintenant d'avoir affaire à une fièvre typhoïde, dont la première période se déroule sous ses yeux par le tableau suivant :

Anorexie complète, soif vive avec une bouche pâteuse, langue cependant large, molle, festonnée sur les bords, blanche ou légèrement chargée d'enduit, très fréquemment tremblante; l'épigastre est sensible à la pression, un certain état nauséeux, quelquefois vomissements muco-bilieux; l'abdomen plus résistant, un peu élevé, la pression du flanc droit déplace des gaz et provoque un certain degré de sensibilité; le malade est constipé ou rend plus souvent une ou deux petites selles, rares par conséquent, mais ocrées et fétides; épistaxis répétées et légères, et si c'est une femme, des règles paraissant hors temps et hors forme, quelques rares coups de toux; des urines rouge foncé, souvent troubles.

Le médecin calcule le plus exactement possible la date de la maladie, qui serait au cinquième ou septième jour environ, et s'attend, quand le premier septénaire aura donné son dernier jour, à pouvoir assurer le diagnostic, entrevoir la marche, la forme de la maladie, peut-être un peu sa gravité et répondre à la question : la fièvre sera-t-elle une *typhoïde atténuée ?* sera-t-elle une *typhoïde complète ?* quelle en sera la *forme* probable ?

C'est ici que les dispositions individuelles, constitutionnelles ou acquises, les idiosyncrasies, les conditions vitales déduites de l'âge, de l'état social, des coutumes hygiéniques, des habitudes morales, ajoutées à l'action des milieux, à l'intensité et à l'abondance du poison, à la sévérité d'une constitution médicale endémique ou épidémique vont se révéler et imprimer à la maladie sa forme, sa marche et son intensité.

C'est alors que l'observateur médecin doit s'appliquer à prévoir, saisir la signification du moindre des symptômes seul ou combiné à d'autres, à comprendre les efforts d'une nature qui lutte, craindre de l'entraver ou reconnaître au contraire son impuissance, interpréter ses crises, savoir les ménager, les réprimer ou les favoriser.

C'est encore ici que la vieille médecine reprend ses droits et que nos ancêtres des vieux temps restent nos maîtres. Ils n'avaient qu'une voix à écouter, celle des phénomènes de la vie, de ce langage rien n'échappait à leur attention ; quand ils voulaient expliquer, ils étaient le plus souvent dans le faux avec leurs théories purement conjecturales ; mais dans la pratique ils ne s'appuyaient que sur l'expérience des devanciers devenue tradition, fruit des observations de plusieurs siècles.

Fébricule typhoïde.

Avant d'entrer dans le plein de la fièvre typhoïde, décrivons rapidement ce qu'on a appelé : *fièvre typhoïde abortive, fébricule typhoïdette.*

Existe-t-elle réellement ? De son origine et de sa nature nous ne parlerons point ; nous ne sommes pas fixé sur l'existence de cette fièvre comme étant typhoïde et nous avouons être très porté au doute.

C'est Griesinger le premier qui, en 1857, en donne une description. La même année, Lebert range sous ce nom toutes nos synoques. En 1867, c'est avec le patronage de M. Jaccoud qu'elle fait officiellement son entrée en pathologie. En 1870, Laveran proclame que toutes les muqueuses sont des fièvres typhoïdes. En 1877, Berheim, se rangeant à l'avis des Allemands, en fait une maladie ou forme à part, je suppose comme la varicelle vis-à-vis de la variole. Cette fièvre est-elle une infection peu profonde, une typhoïde atténuée à l'excès?

On la décrit : froid comme cause fréquente; incubation très courte de vingt-quatre heures à quarante-huit heures, durée d'un à deux septénaires au plus; début brusque ou lent par frissonnements, courbature, céphalalgie; température s'élevant brusquement ou seulement en quatre à six jours à l'acmé, période d'état de trois jours au plus, offrant un chiffre élevé, 40° et même 41°, puis défervescence ou brusque ou lente en quatre à cinq jours, pouls dicrote, signe sur lequel on a beaucoup appuyé, mais qui a peu de valeur, le dicrotisme existant chaque fois que la tension artérielle est diminuée; douleurs périombilicales, constipation ou diarrhée; pas de taches rosées, pas d'albumine, pas de prostration; convalescence courte ou lente, et ce dernier cas serait un signe diagnostique rétrospectif; pas de complications, mais des rechutes fréquentes : anatomie pathologique nécessairement muette, faute d'autopsie; comme traitement, la simple expectation, seulement diète sévère pendant les deux ou trois premiers jours de la convalescence, dans la crainte d'une rechute.

Nous sommes arrivés au cinquième ou septième jour, la maladie est bien déclarée, car les symptômes sont plus prononcés et quelques taches lenticulaires très rares, à peine saisissables, démontrent que le mal est plus qu'un trouble fonctionnel, mais bien une maladie infectieuse. Nous pouvons espérer encore n'avoir qu'une affection bénigne, le poison typhique, selon la réceptivité ou l'opportunité morbide, devant produire des effets ou nuls, ou imparfaits, ou complets. S'ils sont imparfaits, nous aurons :

La fièvre typhoïde atténuée.

En ce cas, la température fébrile sera modérée (39°5 au plus avec rémission à 38°), ayant bien ses trois périodes d'oscillations, ascendante, stationnaire, descendante, mais courtes; et l'une d'elles, la première, pourra presque manquer; les taches rosées abdominales, très discrètes (une ou deux), seront là pour affirmer la nature de la maladie. Cependant la céphalalgie pourra rester encore violente, puis quittera au dixième jour, elle pourra s'accompagner de vertiges avec des nuits agitées, rêvassantes quoique sans délire: les épistaxis seront exceptionnelles et insignifiantes; le malade abattu, fatigué, étonné sans stupeur, sans le masque typhoïdique, se plaindra de douleurs musculaires ou arthritiques : tout se concentrera ensuite dans l'appareil digestif; inappétence absolue, soif modérée, langue blanche ou jaunâtre, souvent tremblotante, rares nausées au début, vomissements plus rares encore ; le ventre moins souple, légèrement douloureux dans la fosse iliaque droite, où l'on perçoit un léger gargouillement avec la diarrhée, qui est de règle, mais très modérée.

En résumé, fièvre très mesurée, d'une durée variant de 3 à 4 septénaires, sans complication, car on ne peut appeler de ce nom l'exagération de certains symptômes tels que l'épistaxis ou la diarrhée ; fièvre peu sujette à récidiver et d'un pronostic toujours favorable. On peut donc définir cette fièvre atténuée: une fièvre typhoïde amoindrie et abrégée dans ses symptômes ainsi que dans ses lésions.

La plupart des fièvres muqueuses peuvent être regardées comme des fièvres typhoïdes atténuées, si l'on veut tenir compte de cette affirmation peu prouvée et apportée par bien des malades et des médecins, que ceux qui avaient eu une fièvre muqueuse n'avaient pas la fièvre typhoïde, et que ceux qui avaient été typhoïdés n'avaient depuis jamais eu la fièvre muqueuse.

La fièvre typhoïde complète revêt plusieurs formes ou sous-formes à caractères néanmoins tranchés.

Les premières sont les formes *adynamique, ataxique* et *ataclo-adynamique*.

Les secondes sont les formes *pectorale* et *abdominale* liées à l'une ou à l'autre des formes principales.

Fièvre typhoïde adynamique.

Après la première phase de la maladie, courte ou prolongée, parcourue en cinq à dix jours environ, nous trouvons le malade couché sur le dos comme une masse inerte, les membres immobiles, incapables de mouvements spontanés, d'autres fois agités de légers soubresauts ou contracturés partiellement; la dépression des forces parvient progressivement au plus haut degré.

Le facies indique d'abord l'indifférence, puis l'hébétude, enfin la stupeur: yeux cernés, regard inexpressif ou fixe, conjonctives injectées, joues livides, narines sèches et pulvérulentes.

La parole d'abord lente et fatiguée, encore raisonnable avec un certain vague; s'il répond aux questions : « c'est qu'il n'a pas mal, qu'il va bien, qu'il n'a plus mal à la tête. » Plus tard, la volonté et la conscience s'obscurcissent; les rêvasseries accompagnent ou interrompent une somnolence ou un demi-coma, elles se changent en subdelirium, puis en un délire d'abord nocturne, puis diurne.

La peau est chaude, haliteuse quelquefois, plus souvent sèche; les extrémités tendent à se refroidir pendant que le tronc reste brûlant.

La température donne la course de l'acmé avec des rémissions de 5 à 8 dixièmes au plus et des variations provoquées soit par la médication, soit par les crises ou les épiphénomènes occurrents.

Le pouls dépressible, fréquent, quelquefois rare, allongé, d'autres fois dicrote, coulant, petit et peu récurrent, le cœur est faible, les épistaxis peuvent être abondantes.

Le malade ne demande que peu ou point à boire, il le fait volontiers cependant, car sa bouche sèche devient fuligineuse. La langue encore humide, dentelée, tremblotante, lente à sortir et souvent oubliée au dehors, prend bientôt l'aspect poisseux, rougit à la pointe et sur les bords, se couvre d'un enduit médian jaunâtre et de fuliginosités, enfin elle devient dure, fendillée, racornie, fissurée et saignante.

L'abdomen, avec ses taches rosées en nombre indéterminé, est élevé, météorisé, avec immobilité de l'intestin, indolore excepté quelquefois à l'épigastre, mais presque toujours la pression dans la fosse iliaque droite fait grimacer le malade, les doigts et l'oreille aussi y perçoivent soit la sensation, soit le bruit d'un gargouillement.

L'hypocondre droit quelquefois légèrement sensible et plus résistant sur le rebord des côtes, le gauche l'est presque toujours par une pression qui décèle une augmentation de la rate.

La constipation est rare, la diarrhée plus fréquente, selles et urines involontaires, des hémorragies intestinales peuvent se produire.

La respiration d'abord fréquente, suspirieuse, peut devenir inégale, plaintive, des râles sibilants variés et généralisés sont perçus par l'auscultation et produisent une dyspnée dont le malade n'a pas conscience, la toux est rare et l'expectoration très difficile.

Voilà le tableau de la forme *adynamique* dans son caractère le plus pur. Ce type se complique en s'alliant avec le type ataxique pour constituer une troisième forme principale, la *fièvre atacto-adynamique*.

Fièvre typhoïde ataxique.

La fièvre ataxique est la plus hâtive, la plus grave et trop souvent la plus courte; il suffit d'une douzaine de jours pour en voir la terminaison funeste. Toute d'excitation, cette forme, malgré l'absence de prostration, repose néanmoins sur un fonds d'adynamie.

Le facies est animé, alternativement rouge et pâle, l'œil brillant, les lèvres sèches souvent avec un rictus aux commissures labiales, la physionomie est égarée.

Décubitus latéral et instable, oscillations de la tête, raideur du cou et du tronc contracturé quelquefois jusqu'à l'opisthotonos; membres agités, soubresauts des tendons, contracture fibrillaire à la pression des muscles; dans les formes les plus graves, accès et crises tétaniques avec trismus, état convulsif éclamptiforme : la *carphologie* est le symptôme ordinaire, elle est seule ou mêlée à des mouvements automatiques variés.

La céphalalgie peut être violente; elle est suborbitaire, gravative, peut durer de cinq à sept jours ou céder la place ordinairement à un grand délire.

Le trouble des facultés intellectuelles s'annonce par des rêvasseries avec hallucinations, le subdélire succède, le malade interrogé répond brièvement mais justement, puis il recommence à divaguer; le délire apparaît d'abord tranquille, rémittent, rarement à idées fixes, il s'exerce sur des sujets variés et incohérents; quand il devient violent, il n'y a plus lueur de raison, ses paroxysmes sont nocturnes. On est souvent obligé de contenir et de fixer le malade avec des liens. La loquacité d'une parole mal articulée diminue avec l'affaissement du malade, ce n'est plus que de la mussitation, et le délire cesse avant la terminaison : quelquefois une éclaircie d'intelligence trompeuse et inexpliquée termine la scène.

Les autres symptômes propres à la fièvre typhoïde sont tellement masqués par les symptômes nerveux qu'il est facile de s'abuser et de la méconnaître, surtout pendant les premiers jours, et de les rapporter à une maladie de l'encéphale. Langue sèche, visqueuse, dure, âpre, rouge écarlate, devenue ainsi après deux ou trois jours au plus de quelque humidité ; soif, inappétence absolue, déglutition difficile, ni nausée, ni vomissement, épigastre quelquefois douloureux, abdomen indolent, gargouillement peu perceptible, constipation, selles naturelles, urines foncées devenant plus tard involontaires.

Apogée de la fièvre, haute température, hyperthermie même : peau sèche et chaude ; les extrémités souvent refroidies ; le pouls primitivement développé devient vif, serré, de 100 à 130 : la respiration est inégale, irrégulière, mais malgré quelques sibilances, il n'y a ni toux ni expectoration.

Si le malade ne succombe pas dans les douze premiers jours à la violence du mal, au délire succède le coma vigil et la prostration, la maladie se déroule ensuite avec la forme atacto-adynamique et même adynamique.

Fièvre typhoïde atacto-adynamique.

Cette forme mixte est l'une des plus fréquentes et fait partie de la classe des fièvres très graves. Elle ne s'exprime nettement qu'après le 1ᵉʳ septénaire : d'abord adynamique, ce n'est guère qu'à cette époque qu'elle se complique d'ataxie. Plus rarement l'ataxie est primitive pour se mêler ensuite au type adynamique, le mélange de ces deux formes s'établit insensiblement.

Il est inutile et fastidieux de reprendre un à un les symptômes mixtes de cette fièvre, nous ne notons que les principaux :

Décubitus dorsal, irrégulier quelquefois ; facies hébété, inintelligent ; bouche entr'ouverte, lèvres croûteuses, saignantes, dents vernissées, fuligineuses, l'herpès labialis n'est pas rare ; langue racornie, en gouttière, collante, à enduit visqueux ; inappétence absolue, soif, déglutition difficile, quelques vomissements ; alternance de diarrhée et de constipation avec météorisme et gargouillement ; le foie et la rate sensibles et augmentés de volume ; toux, respiration irrégulière et dyspnée, expectoration difficile, visqueuse, salivaire, jaune, épaisse, mêlée quelquefois de petits caillots ; pouls fréquent ; température typique.

Raideur du cou, contraction spasmodique des lèvres, des ailes du nez, contracture des membres malgré leur apparente résolution, soubresauts des tendons, carphologie alternant avec l'immobilité et l'inertie musculaire. Le malade, sans volonté et sans conscience, parle d'une manière inintelligible, marmottage, mussitation ; subdélire sourd avec somnolence ou coma, il devient délire le soir et la nuit.

La forme atacto-adynamique peut rester ainsi simple, quoique mixte, mais elle se complique d'ordinaire ou s'exagère dans le sens pectoral ou abdominal, et fournit deux variétés qui emportent encore avec elles un caractère de plus haute gravité.

Fièvre typhoïde atacto-adynamique pectorale.

Les voies respiratoires sont prises de bonne heure, c'est-à-dire dès les premiers jours, plus souvent à partir du quinzième ou vingtième jour; d'autres fois seulement dans les dernières périodes, en précipitant la maladie vers l'issue fatale.

Les bronches sont d'abord légèrement engouées par la présence de mucosités visqueuses, filantes, difficiles à rejeter, conséquence de la parésie de leurs éléments anatomiques. La respiration est fréquente, courte, à type costal supérieur, plus tard inégale, suspirieuse, sifflante et plaintive; la toux est relativement rare, imparfaite, inefficace, rarement quinteuse, sèche et fatigante, l'expectoration difficile, presque impossible, muqueuse, visqueuse, croûteuse même, striée de sang, rarement jaune ou épaisse; les efforts de toux causent souvent des vomissements et des évacuations intestinales involontaires.

La face est injectée sur l'une ou l'autre des pommettes, les narines rouges, sèches, pulvérulentes ou remplies de mucus concret; les ailes du nez en s'agitant donnent la mesure de la brièveté de la respiration; les épistaxis nocturnes sont fréquentes.

A la percussion, résonnance partout d'abord; à l'oreille murmure respiratoire diminué en généralité ou par place, faible, imperceptible, d'autres fois rude; sibilance généralisée ou limitée, permanente ou instable, très variée de tons et d'intensité; à la base, râles muqueux plus ou moins fixes. Cependant la percussion devient obscure, une submatité est perçue en arrière et en bas sur l'un des côtés, le droit le plus souvent, ou sur tous les deux à la fois; en même temps les râles passent à la sous-crépitance, à la crépitance même, râles fins, abondants dans l'inspiration forcée, puis une sorte de silence respiratoire s'établit et ensemble une matité marquée. Le souffle respiratoire ou tubaire n'existe pas, ou du moins il est très rare, et ce n'est que par le retentissement bronchophonique des plaintes du malade et par une légère vibration thoracique qu'on est averti de la compacité du poumon, hépatisation ou engouement par hypostase, imperméabilité pulmonaire par parésie vaso-parenchymateuse, et non par inflammation malgré sa dénomination vulgaire de pneumonie typhoïde.

Les autres symptômes appartiennent à l'atacto-adynamie, auxquels nous joindrons les signes de la faiblesse du cœur : pulsation cardiaque à peine sensible, bruits sourds, affaiblis, suppression même de l'un d'eux et retentissement de ces symptômes sur les qualités du pouls.

Fièvre typhoïde atacto-adynamique abdominale.

(Typhus abdominal, fièvre putride.)

Pour cette fièvre, il y a un syndrome atacto-adynamique souvent un peu diminué, mais ce qui occupe la scène, ce sont les phénomènes abdominaux. Cette forme typhoïde se dessine déjà dès le premier septénaire, s'accentue ensuite et devient complète dans le deuxième ou le troisième, pour se prolonger en un grand nombre de jours, car c'est la fièvre aux plus longues périodes.

Arrivée au stade d'état, la maladie présente tout le cortège de l'adynamie jointe à l'ataxie comme *substratum*; on y remarque davantage l'abattement et la stupeur; peau livide, violacée, très chaude au tronc, froide aux extrémités, presque toujours humide ou couverte de sueurs, et dans les cas très prononcés, peau pétéchiale avec tendance aux eschares. Le malade a peu d'agitation, peu de contracture, mais du tremblement des muscles, l'appareil locomoteur semble frappé de parésie ou de tendance à la paralysie.

Somnolence, subdélire, obnubilation des sens et de l'intelligence, surtout de la surdité et une sensibilité émoussée, le malade n'exprimant pas la douleur.

Inappétence et soif, langue d'abord humide, à enduit

blanc ou jaunâtre, puis demi-sèche et visqueuse, mais jamais cornée, sèche ou râpeuse; l'enduit une fois détaché laisse la muqueuse rouge, dépouillée, lisse, fendillée, saignante, plus rarement fuligineuse; les dents participent aux mêmes altérations; le pharynx peut offrir de petites ulcérations qui sont une grande gêne pour la déglutition.

L'épigastre et tout l'abdomen sont douloureux ou insensibles. Vomissements bilieux au début, plus tard simples vomituritions s'accompagnant de toux et provoquées par l'ingestion des boissons; ces vomissements ne sont pas constants, mais ils se reproduisent à temps indéterminé dans tout le cours de la maladie : visqueux, verdâtres, noirâtres, sanguinolents, vermineux, nous en avons vu d'incoercibles.

Le ventre toujours élevé, rénitent, sensible, se météorise jusqu'à la tympanite; la diarrhée, habituelle, plus fréquente la nuit que le jour, succède quelquefois à une constipation du premier septénaire. Les selles en nombre variable de quatre à dix dans les vingt-quatre heures, d'ordinaire involontaires, sont d'un jaune d'ocre, tachant le linge d'une manière caractéristique, puis elles deviennent grisâtres à fond poussiéreux ou grumeleux et très fétides, il en est de noires et de sanguinolentes. C'est dans le cours de cette fièvre que les hémorragies intestinales et la perforation sont le plus à redouter.

Les urines, diminuées de quantité, involontaires, à couleur de bouillon ou de vieil acajou, brunes ou sanguinolentes, troubles, très putrescibles, donnent une odeur ammoniacale ou de marée et renferment de l'albumine.

La température toujours très élevée, à rémissions matinales minimes, mais éprouvant de grandes irrégularités. C'est dans cette forme que nous avons rencontré le tracé amphibole de la thermométrie; est-il propre à la forme abdominale? n'est-il que la conséquence des phénomènes variés, complexes et intenses qui la caractérisent? La défervescence s'accomplit très lentement, mêlée d'incidents, de saccades, lors même qu'il n'y a pas de rechute.

Le pouls correspond assez bien aux tracés thermométriques, de 100 il arrive rapidement à 120, ne s'abaisse pas vite, et quand il dépasse 130, le pronostic est des plus sombres ; quelquefois lent, il a de l'ampleur dans le commencement et arrive très vite à être dépressible, puis ondulant avec une sorte de dicrotisme qui paraît en être la règle commune.

Un syndrome broncho-pulmonaire et celui de l'affaiblissement du cœur et de la circulation accompagnent d'obligation les périodes avancées de la fièvre. C'est alors que les épistaxis se répètent, d'ordinaire abondantes et souvent inquiétantes. La disposition hémorragique ressort de l'état du sang, qui est peu coagulable, gélatineux, diffluent, à sérum louche, sa couleur est modifiée, et, comme le disait Chomel, ressemble à du jus de cassis.

La plus redoutable et la plus constante complication du typhus abdominal, à ses diverses périodes, mais surtout à la période ultime et qui en marque la terminaison fatale, est la complication thoracique, l'état hypostatique des poumons.

Fièvre typhoïde chez les enfants.

La fièvre typhoïde chez l'enfant ne ressemble point à celle de l'adulte. Les deux pathologies sont différentes, ce qui faisait dire à Hufeland que l'on peut être un très bon médecin d'adulte et un très médiocre pour l'enfant. Cependant, les deux conditions peuvent et doivent être réunies dans le même praticien.

Il ne lui suffit pas de diminuer les doses ; il faut encore qu'il saisisse ce qu'il y a d'incomplet et d'ébauché dans la pathologie infantile.

La fièvre typhoïde ne se rencontre pas au-dessous de

cinq à six ans, quoique MM. Rilliet et Barthez parlent d'enfants à la mamelle atteints de cette maladie. Je ne l'ai jamais observée que chez des sujets au-dessus de huit ans.

Le début de la fièvre typhoïde chez les enfants se présente avec des allures spéciales qui en imposent pour des maladies tout à fait différentes. Les prodromes sont très longs (sept à huit jours) ou très courts (trente-six à quarante-huit heures), vomissements, douleurs de tête, fièvre irrégulière, quelquefois nulle le matin, une température élevée et constante sans être typique, rapidité et dicrotisme du pouls, respiration irrégulière, toux sèche; l'erreur est très facile dans le diagnostic pendant plusieurs jours (méningite, pneumonie, phtisie, entérite, embarras gastrique).

J'ai constaté la rareté des taches rosées et la division en septénaires peu marquée, et le pronostic généralement favorable peut-être à cause de la bénignité des lésions. Celles-ci offrent une moins grande abondance de dépôts néoplasiques ; les plaques folliculaires, moins nombreuses, sont molles et les tissus moins comprimés ne se mortifient pas ; les ulcérations sont plus superficielles ; la présence des lombrics est peut-être plus fréquente ; les complications sont aussi plus rares et je n'ai qu'exceptionnellement rencontré l'hémorragie intestinale, encore moins la perforation ou la mort subite. Ce qui domine, c'est le syndrome entérique.

Le traitement généralement employé à la clinique et dans ma pratique urbaine a été le traitement de Serres d'Alais, dont nous donnons le détail plus loin, traitement qui, associé à la médication émolliente, suffit à la bénignité ordinaire de la maladie.

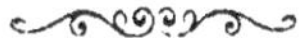

PHYSIOLOGIE

ET ANATOMIE PATHOLOGIQUE

Le poison typhique, introduit dans l'économie, altère le sang, et par le sang tous les tissus sont impressionnés ; s'il a pénétré par les voies respiratoires, son action est plus prompte, moins prodromique et moins incubante ; si c'est par les voies digestives, l'intoxication est plus lente, moins rapidement phénoménalisée et la certitude diagnostique ne s'obtient pas immédiatement.

Ce poison a ses localisations privilégiées, les lymphatiques et leurs ganglions, et parmi eux il en est de plus favorisés encore : les glandes hémopoiétiques, les glandes étalées et agglomérées intestinales, les mésentériques, la rate, le foie.

Cette première prise de possession de l'organisme peut avoir deux *processus* distincts : — Ou le germe s'est arrêté dans son évolution qui reste imparfaite, dans ce cas, les organes envahis n'ont été qu'hyperhémiés, gonflés, infiltrés et non détruits, la maladie ne sera qu'une fièvre *atténuée* et la réparation s'annoncera promptement : — ou le germe putride a procédé à son évolution complète, et alors les organes qui le recèlent deviennent chacun de petits foyers processifs, d'où part la généralisation à tous les éléments de l'économie. Le *tout* de ces foyers constitue le grand *tout* de la maladie, le grand composé, la fièvre typhoïde totale, *morbus totius substantiæ*.

Si je voulais décrire l'anatomie pathologique détaillée de la fièvre typhoïde selon les innombrables autopsies faites en clinique et notées par nos internes, je présenterais un catalogue sans fin de recherches cadavériques, quelquefois chimiques, exceptionnellement microscopiques, où les actes de l'organisme compteraient peu et qui se résumerait en ce que chacun sait.

Nous nous contentons de récapituler ce que tout praticien a observé et ce que chacune de nos recherches personnelles peut confirmer.

1° Le *sang*, primitivement sans altération saisissable, devient fluide par déperdition de sa fibrine, des globules rouges, de l'albumine, des matières solides, de l'urée et même de l'oxygène. Au contraire, les globules blancs augmentent, ainsi que le sucre (selon Feltz) et l'acide carbonique; le microscope y rencontre des bacilles rares, le typhosus dans la période d'état, divers micrococques et les bactéries décrites par Tigri, Hallier, etc. Ainsi appauvri, le sang devenu déliquescent, imbibe les tuniques des vaisseaux puis les tissus.

2° Les *vaisseaux* charrient, les *glandes lymphatiques* recueillent, les germes s'y fixent, faisant élection de domicile.

Les *glandes étalées* ou *isolées* (plaques de Peyer, glandes de Brunner), grâce au réseau lymphatique sous-muqueux, sont occupées les premières, constituant des plaques dans la dernière portion de l'iléum, d'autant plus marquées qu'elles se rapprochent davantage de la valvule iléo-cœcale; formées rapidement en bloc ou par poussées, de nombre très variable, ces plaques sont saillantes, d'un rose pâle, grenues, aréolaires, inégales, infiltrées de matière typhique condensée, en régression ou en élimination partielle ou totale *(plaques dures de Louis)*; d'autres fois, peu saillantes, d'un rouge violet, humides, épaisses, réticulées, présentant les orifices béants de cryptes, véritables stomates d'absorption, infiltrées du dépôt typhique gris-jaunâtre *(plaques molles)*. Dans les deux cas, la muqueuse intestinale est rouge, hyperhémiée, ramollie, décollée, infiltrée; il en est souvent de même du tissu sous-muqueux et quelquefois de la couche musculeuse.

Les ulcérations de ces plaques sont formées par l'élimination du dépôt typhique bactérien et des parties nécrobiées de la glande et des tissus qui se trouvent détruits en partie ou en totalité, en surface, ou en profondeur, destruction évoluant individuellement et présentant ainsi tous les degrés, ce qui ne permet pas de fixer un temps déterminé à la période ulcérative, quoique l'on puisse faire correspondre l'élimination des eschares à peu près au troisième septénaire et le commencement de la période de réparation vers la quatrième ou cinquième semaine.

Le gros intestin, le fauteur du météorisme, n'est que très rarement altéré dans ses cryptes isolés et dans sa muqueuse.

3° Les *glandes mésentériques* sont toujours volumineuses, tuméfiées, de couleur rose tendre, puis rouge foncé bleuâtre, infiltrées, ramollies jusqu'à l'écrasement et en relation assez exacte avec la progression ulcérative de l'intestin. Les ganglions mésentériques envahis marquent le début de la généralisation. Ils ne suppurent pas dans la période d'état, nous n'avons trouvé des traces de suppuration que lorsque les ulcérations se prolongeaient indéfiniment dans la convalescence, à ce moment où d'ordinaire on les trouve ratatinés et probablement sclérosés.

4° La *rate*, glande hémopoiétique par excellence, est augmentée de trois à cinq fois son volume, d'un violet noir, ses enveloppes sont intactes, elle offre un ramollissement qui va jusqu'à la diffluence d'une bouillie noire mêlée de points blancs. Cette hypertrophie offre cela de remarquable qu'elle débute avec la maladie et ne paraît point en relation exacte avec l'altération de l'intestin.

5° Le *foie* a perdu de sa consistance, soit par place, soit en totalité, pâle, friable, il paraît moins humide; la *bile* est liquide, rousse, abondante dans le commencement, puis épaisse, visqueuse, noirâtre; vers la fin, ce n'est plus qu'un liquide aqueux, diaphane.

6° Les *ganglions bronchiques*, à l'exemple de ceux du mésentère, sont tuméfiés, injectés, infiltrés, mais à un moindre degré.

Au reste, on peut rencontrer dans toute glande et dans tout parenchyme, reins, poumons, vessie même, de ces petits foyers cellulo-nucléolaires et bacillaires typhiques qui passent d'ordinaire inaperçus.

Les autres altérations cadavériques observées dans le cours de la fièvre typhoïde ne sont plus pathognomoniques, mais bien des altérations contingentes, des conséquences. Ainsi :

Les *bronches*, d'un rouge sombre, sont constamment hyperhémiées dans une étendue variable et remplies de mucosités qui en rendent une partie imperméable à l'air.

Les *poumons*, congestionnés, présentent dans leur déclivité les signes de collapsus, les hypostases, les engouements lobaires ou lobulaires; quant aux vraies pneumonies, jamais je n'en ai rencontré, j'ai vu la splénisation sanguine, mais jamais l'hépatisation *vraie*. Le poumon peut être atteint dès le début, le *pneumotyphode* précède alors les lésions intestinales; cette localisation primitive est un indice de l'introduction du germe par les voies pulmonaires.

Le *cœur*, faible, mou, flasque, rouge sale, décoloré (feuille morte), inconsistant avec dégénérescence graisseuse.

Le *pharynx* peut offrir des ulcérations, tardives d'ordinaire.

Le *larynx* est presque toujours atteint de petites ulcérations épiglottiques.

Le ramollissement simple ou avec amincissement et ulcérations miliaires de l'*estomac*, les rares injections du duodenum et du jejunum ne sont que des épiphénomènes.

Les *centres nerveux*, si compromis en apparence par leurs manifestations morbides, sont le plus souvent intacts, les méninges seulement injectées, le liquide céphalo-rachidien augmenté. Voilà ce qu'on observe et qui n'a rien de spécial à la fièvre typhoïde. Quant à l'étude des cellules et des fibres nerveuses, c'est le microscope de l'avenir qui nous renseignera.

Les *muscles*, amaigris, atrophiés, décolorés, si la maladie a été longue peuvent présenter les lésions de dénutrition, la dégénérescence graisseuse, et ce qui est plus grave, la dégénérescence cireuse.

Les éliminations se font à la fin de la période d'état, c'est au moment des crises que se produisent les décharges toxiniques et bacillaires; le *rein* est l'organe qui y prend la plus grande part; aussi peut-il s'altérer, ce qui n'est point de règle. Il peut être affecté de néphrite infectieuse et même, sans cette atteinte, présenter tous les caractères d'une néphrite parenchymateuse généralisée et plus souvent d'une néphrite mixte à la fois parenchymateuse et interstitielle; alors les urines renferment des bacilles, de l'albumine mi-rétractile, des cylindres granuleux et des cylindres colloïdes.

En résumé, les lésions intestinales et mésentériques sont les seules lésions dites *pathognomoniques* de la fièvre typhoïde. Elles sont *constantes*. Si Guyot, Moore, d'autres praticiens et nous-même plusieurs fois, avons rencontré des fièvres sans lésion apparente au fort d'une épidémie sévère, c'est que le malade avait succombé à un moment peu éloigné du début, à l'intoxication du sang par voie pulmonaire produisant d'emblée les accidents nerveux, et que la généralisation sur l'intestin se trouvait retardée.

ÉTUDE DES SYMPTOMES PRINCIPAUX

ACCIDENTS ET COMPLICATIONS

LA FIÈVRE

Qu'est-ce que la fièvre? Peut-on se poser une pareille question aujourd'hui sans plaindre la science? Ce phénomène de tous les jours, depuis que la médecine existe, n'a pas reçu son explication définitive. Les théories sur l'origine de ce symptôme se sont succédé, défendues avec ardeur par les uns, combattues à outrance par les autres; et on en est encore à se demander ce que c'est que la fièvre? Comment elle est provoquée? En quoi consiste-t-elle?

La chimie animale par ses progrès, la physique par ses résultats thermométriques, nous ont dévoilé son évolution et fait connaître ses manifestations variées, la thérapeutique même a inventé des armes puissantes contre elle, et nous ne savons pas d'où elle vient. Nous savons seulement que, sous l'influence d'agents divers, infectieux surtout, se développe un état spécial que nous appelons *fièvre* lorsque la température dépasse d'une manière constante et durable la température normale.

Maintenant, par élévation de la température du corps, croyons-nous à une diminution des pertes de notre calorique ou à une augmentation de sa production? Y a-t-il exagération des oxydations? Les récentes recherches du docteur Henrijean refusent tout rôle calorique à l'absorption de l'oxygène et aux oxydations organiques. Est-ce une rétention de chaleur dans l'économie, consécutive aux modifications de la circulation cutanée? (Marey, Traube.) Est-elle due à l'encombrement par les produits de désintégration des tissus incomplètement brûlés? (Robin.)

Pour le moment, il semble acquis qu'il existe, le long des centres nerveux, des points multiples dont l'excitation amène une élévation de la température et que les agents de l'excitation sont des substances spéciales, dites pyrétogènes. Les maladies où elle s'observe le plus sont celles à réactions nerveuses intenses, les grands traumatismes, certaines intoxications, les maladies par altération de la nutrition, mais surtout celles par infection qui présentent la fièvre à un plus haut degré.

Dans la maladie infectieuse, quel est l'agent pyrétogène? le microbe ou son produit de sécrétion? C'est là qu'il faudrait le trouver. Les expériences de MM. Charrin et Armand Ruffer (Société de biologie, 1889), celles de M. Boussy, présentées tout récemment à l'Académie de médecine, ont fait avancer la question et nous permettent de dire que, pour le moment, l'élévation anormale de la température et les troubles nutritifs qui la préparent et l'accompagnent, sont sous la dépendance du système nerveux et dus à l'excitation de celui-ci, soit par des agents dynamiques (hystérie, émotion, etc.), ou physico-chimiques (traumatismes, intoxications, etc.), soit par des ferments solubles, sécrétés par les microbes ou même par les cellules de nos tissus (leucomaïnes).

C'est par l'observation thermométrique que l'on doit suivre le mouvement fébrile dans les maladies.

Le tracé thermographique de la fièvre typhoïde, lorsqu'il

est typique et non troublé par l'intervention de l'art, comprend trois stades : le premier, marqué par une ligne oblique d'ascension (augment); un second, par une ligne horizontale ou *fastigium* (période d'état); le dernier, par une ligne oblique descendante (période de déclin).

Dans le stade d'augment ou d'*oscillations ascendantes*, le thermomètre monte en trois ou quatre jours par degré et en échelons de 1° à 1°5 par jour, avec un abaissement matinal de 0°5 seulement. et atteint 40° et plus. Cette loi de Venderlich, réputée fidèle, ne nous a pas paru constante et souffre beaucoup de variétés individuelles. Ce qui est vrai, c'est que l'ascension n'est jamais brusque et que jamais l'abaissement matinal ne se rapproche de la normale.

La période d'état commence dans la seconde moitié du premier septénaire, vers le quatrième ou le cinquième jour; elle est formée d'oscillations courtes à rémission matinale de 0°5 à 0°8, figurant une ligne horizontale brisée *(oscillations stationnaires)* Sa durée est de quinze à vingt-cinq jours.

Dans le stade de déclin ou de défervescence, la température du soir restant d'abord élevée, les abaissements matinaux deviennent de plus en plus marqués, jusqu'au jour où la normale se trouve rétablie le matin et le soir *(oscillations descendantes)*. Cette période s'exécute en six à dix jours.

Mais combien de variétés quant à la durée et à la régularité des périodes? Combien de fois rencontre-t-on cette marche inégale et indécise que l'on a nommée *amphibole*, et dont les causes diverses proviennent de complications, de phénomènes contingents ou d'actions thérapeutiques?

C'est ainsi que le tracé classique de six jours pour les oscillations ascendantes, de douze à dix-huit jours pour le *fastigium*, et de six à huit jours pour les oscillations descendantes, n'est vrai que dans les trois quarts des cas.

Quant aux anomalies, le maximum 40° peut être précoce, c'est-à-dire le deuxième ou le troisième jour, ou bien, ce qui est plus rare, il est tardif, le septième, par exemple. Au septième jour, quand on entre dans le deuxième septénaire environ, on peut se trouver en présence d'une rémission très accentuée et toucher au chiffre de la normale. Cette observation, qui nous a surpris tant de fois, rend illusoire cette proposition-axiome : « Tout malade » ayant une fois, pendant le premier septénaire, la température normale, n'a pas la fièvre typhoïde. »

Dans la période d'état on peut rencontrer une ou deux fois la température normale, et même, on a pu dire quelque part, 27 fois sur 100.

Des perturbations brusques de haute température peuvent survenir sans qu'on puisse en découvrir les causes, d'autres fois elles s'accompagnent de phénomènes critiques.

Le retour à la température normale a lieu par une série d'oscillations descendantes par *lysis*, mais cette loi offre aussi de nombreuses exceptions, la défervescence pouvant être brusque ou affecter la forme rémittente ou intermittente.

Je n'ai point eu l'occasion, ou le fait m'a échappé, de connaître la fièvre typhoïde à *forme apyrétique*, étudiée par le docteur Brothier et le docteur Vallin.

Les grandes *chutes thermométriques* impressionnent fort justement le médecin praticien qui devra toujours en rechercher la raison. — Il est des abaissements normaux qui sont favorables; celui qui se présente du septième au dixième jour chez les sujets jeunes légèrement atteints, ou du quinzième au dix-huitième jour, avec cessation des symptômes d'état, indique une guérison prématurée; — l'abaissement permanent au-dessous de la normale à une période avancée, annonce une convalescence marquée par la faiblesse et l'épuisement.

Une chute profonde ou brusque accompagne un accident ou une complication : une diarrhée excessive, cholériforme, spontanée ou provoquée ; la perforation intestinale avec le froid de glace des extrémités ; une hémorragie profuse intestinale ; les épistaxis surabondantes, nasales ou utérines ; un avortement.

Une médication perturbatrice peut faire naître un abaissement inquiétant : le tartre stibié, la quinine et l'acide phénique à dose exagérée, l'acide salicylique lui-même peuvent conduire au collapsus.

La perniciosité n'est pas l'apanage exclusif des fièvres intermittentes, on peut l'observer aussi dans toutes les pyrexies, et dans la fièvre typhoïde au deuxième et au troisième septénaire, l'accès pernicieux qui peut survenir par sidération du système nerveux revêt d'ordinaire le caractère d'algidité. (Voir *Pièces documentaires*, les divers tracés, pl. II.)

LE POULS

Les anciens étaient très forts appréciateurs des qualités du pouls, ne possédant en réalité que ce signe de la fièvre. Bien moins experts qu'eux dans la connaissance des détails, nous lui demandons surtout de nous renseigner sur l'état du cœur.

En thèse générale, pendant toute la durée de la fièvre, le pouls est accéléré, quelque peu en relation avec l'ascension thermique ; de 80 à 90° le matin, il s'élève communément de 100 à 110 le soir, se maintient de 100 à 115 pendant la période d'état ; à la défervescence, il ne s'abaisse pas aussi brusquement que le calorique, et pendant la convalescence, sa fréquence est très variable, lent ou accéléré, suivant l'impressionnabilité spéciale de chaque malade, toujours plus fréquent chez la femme et l'enfant que chez l'homme.

120 pulsations plusieurs jours de suite sont d'un pronostic sérieux. Cette *fréquence* continue annonce la faiblesse du cœur, et sa signification a plus de valeur que celle que nous fournit la température.

Le pouls n'est pas toujours fréquent, il est des cas particuliers et même des épidémies (celle des Chaprais 1889), où il reste toujours *lent*; de 60 à 80 et 90 pulsations au plus, et en complet désaccord avec la température qui conserve son élévation accoutumée. Cette lenteur que nous avons souvent observée n'est pas de mauvais augure, nous la retrouvons toujours avec satisfaction. On l'explique diversement : M. Berheim la rapporte à l'action du poison typhique; nous y verrions, au contraire, un renforcement dynamique du muscle cardiaque épargné par l'influence toxique.

On s'accorde à regarder le *dicrotisme* comme un caractère du pouls typhoïde, sans toutefois être pathognomonique, car il appartient à d'autres fièvres et aux états morbides frappés par l'adynamie artérielle ou cardiaque; la parésie de la tunique musculaire des artères unie à une faible tension de l'ondée sanguine est sa raison physiologique. Le dicrotisme donne au doigt la sensation d'une pulsation redondante, qui se traduit au sphygmographe par une ligne d'ascension abrupte, un sommet aigu, une ligne de descente proche de la verticale, avec un ressaut au bas de cette ligne (voir pl. 2); c'est particulièrement au deuxième et au troisième septénaire que le pouls dicrote apparaît; la lenteur des pulsations y dispose davantage.

Au début de la maladie, le pouls est ample, plein, vibrant, le cœur ayant conservé toute sa force. Cette *force* du pouls s'abaissant insensiblement par l'abaissement de la pression sanguine, il devient mou, dépressible, ondulant; pour obtenir la différence de sa force apparente avec sa force réelle, on recherche le pouls récurrent; on use du procédé de Guéneau de Mussy, qui fait asseoir son malade l'index appuyé sur la radiale ; les battements, dans cette position, diminuent et semblent s'effacer.

Apanages des formes graves, l'irrégularité, l'arythmie, l'inégalité, attestent une ataxie du cœur, l'infection typhique de l'organe (forme cardiaque) ou une grande faiblesse, plus rarement elles sont un signe de complication nerveuse. Les fausses intermittences coïncidant avec une défervescence rapide sont passagères : quand elles persistent, elles révèlent une faiblesse du myocarde, peut-être même sa dégénérescence.

Un pouls fréquent, inégal et irrégulier dans les deux premiers septénaires est d'un pronostic fâcheux. Un pouls dicrote ne signifie guère par lui-même, mais s'il devient polycrote, trémulent, petit et très fréquent, la situation est des plus graves. Le pouls, à la fois ralenti, d'un polycrotisme net avec intermittences et irrégularités vraies ou fausses, est le *pouls critique* de la fièvre typhoïde. On est proche d'un changement. J'ai bien des fois été frappé de la vérité de cette antique observation et aussi de celle de Graves (depuis 1862, lors de la publication de ses leçons cliniques), que nous avons toujours reconnue de haute valeur pronostique. « Si le pouls est dicrote et *dur*, et s'il » persiste vingt-quatre heures et plus, le signe est très » fâcheux ; mais si l'épistaxis survient, son caractère change » et le signe devient favorable : si le pouls *dur* et dicrote » se maintient plusieurs jours sans hémorragie, la terminaison est fatale. » (Voir *Tracés sphygmographiques,* pl. 3.)

TACHES CUTANÉES

Les taches *rosées* ou *lenticulaires* appartenant en propre à la maladie typhoïde sont d'un grand secours pour fixer un diagnostic tardif ou difficile ; larges comme une lentille, roses, arrondies, à peine saillantes, disparaissant sous la pression du doigt pour renaître de suite après, elles apparaissent assez exactement du septième jusqu'au dixième jour, jamais on ne les trouve après le trentième. L'éruption de ces taches se fait successivement, car la durée de chacune d'elles n'est que de deux à quatre jours. L'éruption elle-même ne dure que trois à quinze jours. Le nombre des taches est très variable, depuis deux à dix jusqu'à vingt ou trente au plus, disséminées sur l'abdomen et la poitrine.

Sont-elles constantes? On ne le sait. J'ai vu des épidémies où elles étaient bien rares. Je dois même dire que dans celles de 1840 à 1855, mes prédécesseurs, MM. Bulloz et Martin, les cherchaient en vain. Cette absence d'éruption roséolaire, d'après le rapport du docteur Torres, de Rio-de-Janeiro, serait de règle dans certains pays. Depuis un grand nombre d'années, les praticiens les ont signalées partout, et depuis longtemps, toutes les fois que nous les rencontrons, nous les considérons d'une valeur diagnostique importante.

L'abondance ou la discrétion de l'éruption importe peu et signifie peu pour juger de l'intensité et de la marche de la maladie, seulement on est en droit d'affirmer que l'apparition successive des taches correspond à une durée plus longue de la fièvre ou à une évolution par saccades des lésions intestinales.

Rilliet et Barthez ont observé chez les enfants que plus les cas étaient graves, plus l'éruption était minime, *et vice versa*. Nous avons été souvent témoin de leur apparition presque confluente; c'était pour nous un bon signe, la peau offrait en même temps de petites crises sudorales que nous nous gardions bien de combattre, considérant et l'éruption et la sueur comme des émonctoires par lesquels l'organisme cherchait à se débarrasser de l'infection.

Nous n'avons jamais rencontré les *taches bleues* signalées par Forget, Davasse, Gallard, nous n'en saurions parler.

Les *pétéchies*, au contraire, ne sont que trop fréquentes dans les formes putrides avec tendance hémorragique : d'un rouge violacé, de forme arrondie ou irrégulière, ces taches ne disparaissent point sous le doigt ; multiples sur le tronc, l'abdomen et même les membres, elles dégénèrent souvent en ecchymoses, véritables hémorragies du derme qui fournissent la preuve de la liquéfaction du sang et dénoncent un état de la plus haute gravité.

Les *sudamina*, éruption en forme de givre, composée de petites vésicules transparentes à contenu liquide acide, que l'on rencontre sur l'abdomen, l'épigastre, aux aines, au cou surtout, faisant d'ordinaire suite à des sueurs abondantes, peuvent exister cependant sans la présence des sueurs, mais n'ont pas l'importance diagnostique ou pronostique que quelques auteurs leur attribuent.

SUEURS

Les sueurs sont un phénomène qui n'appartient que bien peu à la fièvre typhoïde, dans laquelle la peau est ordinairement sèche et mordicante. Si on les rencontre au début et si elles font partie d'*accès périodiques francs*, il faut leur reconnaître une cause malarique ; sans accès, les sueurs des premiers jours se faisant la nuit et sur le matin, modèrent un peu la fièvre et n'ont de valeur pronostique que si elles sont très abondantes, elles présagent alors une fièvre grave. Dans la période avancée, elles sont visqueuses, viscosité indiquant que le système nerveux central est déjà troublé ; leur odeur est *sui generis*, une sorte d'exhalation fade et nauséeuse ; elles ne procurent au malade rien du soulagement qui suit les sueurs vraiment critiques.

Dans le plein de la fièvre, on est exposé à rencontrer

des transpirations profuses avec tendance syncopale, véritables accidents pernicieux, relevant indubitablement d'une infection autre mais ajoutée à celle de la fièvre, complication redoutable qui réclame l'action précipitée de la quinine et de la strychnine.

Les sueurs *critiques favorables* n'apparaissent que vers le quatorzième ou le quinzième jour, elles commencent par la tête, puis la poitrine, d'où elles se généralisent : franches, fluides, haliteuses, bienfaisantes, le malade en éprouve un réel bien-être.

A une période avancée, avec l'apaisement des divers désordres de la maladie, une sueur chaude et séreuse annonce la défervescence et précède de très peu la convalescence.

A la période ultime, une sueur visqueuse et froide, en nappe, inondant la tête et la partie supérieure du corps, est un phénomène d'agonie.

En 1884, M. Jaccoud a observé et étudié une fièvre presque toujours d'origine étrangère (Italie), qu'il a dénommée fièvre typhoïde à *forme sudorale*. Il la décrit avec une première période (intermittence) de sept jours, marquée par des accès réitérés avec sueurs profuses ; avec une seconde période (rémittence), caractérisée par des accès irréguliers et multiquotidiens. Dans cette fièvre d'une durée exceptionnelle, les sueurs profuses se maintiennent dans son déclin et même pendant la convalescence. Le malade n'a point l'aspect typhique, il ne présente aucun symptôme abdominal, cérébral ou pectoral, mais, en revanche, beaucoup de *sudamina* avec taches lenticulaires très discrètes, et surtout une tendance à l'hémorragie intestinale. La maladie étant bénigne, on n'a pas eu l'occasion de faire des recherches anatomo-pathologiques.

M. Jaccoud, en présence de la complète inefficacité de la quinine, croit à la nature uniquement typhoïde de l'affection, et non à une double infection *typho-malarique* qu'on serait volontiers porté à reconnaitre. Ce mode sudoral de la fièvre typhoïde nous est inconnu.

TROUBLES DU SYSTÉME NERVEUX

Les symptômes nerveux de la fièvre typhoïde sont des phénomènes cérébraux-spinaux d'excitation (hyperesthénie, ataxie), de dépression (hyposthénie, adynamie) ou des deux à la fois (atacto-adynamie) ; ils tirent leur origine des altérations fonctionnelles de l'intelligence, de la sensibilité générale et sensorielle et de la locomotion ; ils se traduisent par les troubles les plus variés, dont les principaux sont :

La **céphalalgie,** premier phénomène nerveux, puisqu'il apparait d'ordinaire dans les prodromes : il marque le début du mal et ne manque presque jamais. Frontale, sus-orbitaire, temporo-faciale, occipitale comme dans l'une de nos épidémies, ou généralisée à toute la tête, la douleur est gravative, lancinante, modérée, ou tellement violente et exaspérée par le mouvement, qu'à elle seule elle force le malade à se coucher ; continue avec quelque rémission, elle est toujours plus marquée le soir au moment du paroxysme fébrile.

Sa durée est de deux, huit ou neuf jours. Au deuxième septénaire, elle cesse ou s'affaiblit et ne disparait subitement que pour faire place au délire. On peut la rencontrer dans tout le cours de la fièvre, prenant la marche intermittente et nocturne, l'affection typhoïde est dans ce cas une maladie fort douloureuse. Quand elle reparait à son décours, il y a lieu de craindre une complication. Une épistaxis, un vomitif souvent semble la faire disparaitre, mais ce n'est jamais que momentanément.

L'insomnie, presque constante dans les prodromes et le premier septénaire, fatigue, épuise le malade, et devient un danger en excitant le cerveau et favorisant l'apparition du délire.

Le délire, au début et dans les formes bénignes, s'observe d'abord au réveil, léger après un sommeil agité de rêvasseries, puis nocturne, par petites crises le soir et la nuit. Pendant le jour il y a abattement, somnolence, parole embarrassée, mémoire troublée, le malade assure qu'il va bien, on le réveille assez facilement et ses réponses sont encore précises.

Le délire augmente, mais il est encore tranquille ; le malade divague sur des sujets tirés de ses occupations, de ses habitudes, il devient ensuite continu, la raison disparaît, on ne la ramène par aucune question ; pendant la nuit il est plus violent, bruyant, loquace, agité avec impulsion et tentative pour se lever, puis se déroulent tous les symptômes observés dans la manie délirante et le *delirium tremens.* On est forcé de fixer le malade sur son lit, les actes inconscients s'accompagnent de cris, de paroles incohérentes ou de marmottements, de mussitation avec carphologie. Cet état violent alterne d'ordinaire avec l'abattement, la stupeur et le coma.

On comprend la gravité d'un pareil état. Quand le délire est précoce, c'est un signe défavorable, excepté chez les enfants, qu'un peu de fièvre porte volontiers au délire, et les nerveux ou hystériques, que toute chose peut troubler.

Il est des malades qui n'ont eu du délire qu'avant la mort, d'autres au début de la guérison, il peut donc être passager ou de durée variable; d'autres fois, quoique d'aspect tranquille, il est d'une opiniâtreté désolante.

Le délire nocturne ou qui dans le jour succède au sommeil n'est pas défavorable, celui qui est continu, inintelligent, marmottant, est fort grave.

Le délire optimiste est mortel.

La **carphologie** n'est autre que le délire des mains ; le malade tremble, cherche à saisir des objets imaginaires, les ramasse sur sa couche, tire ses couvertures ; ses pieds tendent sans cesse à s'échapper du lit, symptôme d'une signification grave, qui appartient à la dernière phase de la maladie, prélude de l'agonie.

Les **contractures** sont une tétanie des muscles. Les bras du malade sont collés au tronc, on les écarte avec peine, on défléchit difficilement l'avant-bras ployé sur le bras. La contracture s'observe aussi à la nuque, au dos avec ou sans douleurs rachialgiques, aux mains, aux extrémités. Le torticolis, le trismus et l'opisthotonos sont plus rares. Le toucher provoque souvent un spasme dans les faisceaux musculaires, et les fait saillir sous les téguments.

On doit ranger dans le même ordre de symptômes : les soubresauts des tendons, les oscillations de la tête, les mouvements convulsifs des paupières, des globes oculaires, les grimaces, les mâchonnements, la dysphagie, l'œsophagisme, le spasme laryngé avec sifflement dyspnéique. Quant à l'éclampsie, elle est fort rare et toujours mortelle. Les réflexes tendineux consultés attestent l'excitabilité de la moelle dans la majorité des cas soit ataxiques, soit adynamiques.

Tous ces phénomènes d'excitation, produits par l'exaltation du pouvoir réflexe, constituent l'ataxie et l'atacto-adynamie, et se passent dans la seconde et la troisième période de la maladie.

Les phénomènes nerveux de dépression ou d'hyposthénie (adynamie) sont :

La diminution puis la perte des **forces**, la courbature, la grande fatigue et enfin la lassitude douloureuse qui oblige le malade titubant à prendre le lit. Au deuxième et surtout au troisième septénaire, la dépression des forces a acquis un haut degré, le malade, pesant, s'enfonce et s'imprime dans le lit comme une masse lourde et inerte, les mouvements spontanés sont presque nuls, ceux que l'on provoque paraissent douloureux ; plus tard l'inertie est telle qu'il n'y a plus de mouvement, le moindre déplacement peut faire naître une syncope, c'est la dépression extrême. La réapparition des forces ne se fait que très lentement et lorsqu'elles semblent se relever quelque peu, lors même qu'aucune réparation alimentaire ait pu se produire, c'est un signe des plus favorables.

La **somnolence** est la première manifestation dépressive du cerveau ; c'est au deuxième septénaire qu'elle apparaît ; légère tout d'abord, elle arrive progressivement jusqu'à devenir coma, alternant avec un délire fugace puis continu. Quand la somnolence se montre d'emblée, c'est un signe d'une grande sévérité pour le cours de la maladie.

Le **coma** est l'expression ultime des troubles adynamiques du cerveau ; il alterne d'ordinaire avec les phénomènes d'excitation (atacto-adynamie), passager quelquefois, plusieurs jours d'état comateux peuvent encore laisser prise à la guérison ; mais lorsqu'il est profond et prolongé, la situation est fort grave. Le coma *vigil* est souvent mortel ; enfin quand le collapsus nerveux (encéphalo-racidien) est à son apogée, le sommeil est léthargique *(carus)*, alors une respiration haute, suspirieuse, stertoreuse, annonce la mort.

Les accidents nerveux dans le cours de la fièvre typhoïde ont une symptomatologie si inquiétante, que l'on s'ingénie chaque fois à en *prévoir* les approches et à en rechercher les sources.

Un praticien observateur peut entrevoir l'approche des accidents cérébraux dans l'agitation du malade qui devient anxieux, ne dort pas ou d'un sommeil mêlé de tressaillements et de songes pénibles, qui est susceptible, impressionnable, s'irritant et se parlant à voix basse; la céphalalgie compte ici pour très peu; d'autres fois le malade dort toujours; au dire des gardes, il passe d'excellentes nuits sans un réveil. Interrogé à très haute voix, il semble reprendre ses sens, répond par une parole engourdie et se rendort. Ajoutez à ces signes un dernier symptôme qui a une très grande valeur : la respiration irrégulière, inégale, quelquefois suspirieuse, en un mot cérébrale, et vous aurez tous les signes précurseurs des accidents cérébraux.

Peut-on en connaître la source? Dépendent-ils de la fièvre, de l'élévation de la température et de sa continuité? Liebermeister et ses partisans l'assurent et argumentent de leur cessation ou de leur amélioration par l'emploi des bains froids. Alors les hautes températures devraient toujours donner naissance à des troubles nerveux, or, ne voyons-nous pas des fièvres à température modérée être mortelles par les complications encéphaliques?

Berheim, et nous nous rangeons de son avis, les rapporte à l'intoxication typhique de l'appareil nerveux. Le délire typhique n'est pas sous la dépendance des lésions du cerveau, puisque l'autopsie est muette ; c'est donc bien l'agent infectieux et toxique contenu dans le sang, qui frappe la substance nerveuse ; les vaisseaux, surtout les espaces et les gaines lymphatiques sont ses localisations et ses chemins de pénétration. A cette opinion je joins cependant les phénomènes réflexes, obligatoirement engendrés par les lésions et les troubles viscéraux.

On a dit que le délire pourrait être causé par l'anémie cérébrale. Ne le voit-on pas quelquefois diminuer ou céder à une épistaxis, à un corroborant ? et à l'époque où l'on saignait les typhoïdés, quel est le nombre de ceux qu'exaspéraient les émissions sanguines ! D'autres et ce sont les plus nombreux, y voient une congestion cérébrale ; si on a vu le délire augmenter par la saignée, on l'a vu aussi cesser ou diminuer par ce même moyen, ou par une grande déperdition par exemple.

TROUBLES DU CŒUR & DE LA CIRCULATION

Le cœur ne pouvait rester intact au milieu des troubles si variés et si complexes de la fièvre typhoïde ; aussi a-t-il ses altérations de fonctionnement et ses lésions. Son affaiblissement joue un rôle prépondérant dans l'hypostase pulmonaire comme dans le grand fonctionnement général.

L'action troublée du cœur n'est pas toujours révélée par l'exploration du pouls, il faut y joindre l'application de la main et l'auscultation. Or, il y a trois cas à observer dans l'affaiblissement du cœur :

1° La diminution ou la cessation de l'impulsion ;

2° La diminution de l'intensité des bruits (circulation fœtale, similitude absolue des deux bruits) ;

3° Cessation ou presque cessation de l'un des bruits, le premier ordinairement.

L'asthénie ventriculaire peut aussi se traduire par des souffles systoliques, doux, intermittents, mobiles, passagers, quelquefois par un dédoublement des deux bruits (bruit de galop, défaut de synchronisme des deux cœurs). Tous ces bruits d'origine adynamique ou anémique sont produits par l'absence de synergie des muscles papillaires, parésie ou insuffisance dynamique de ces muscles tenseurs des valvules.

Dans les formes graves, quand l'évolution est avancée, que la température a été très élevée et prolongée, le cœur affaibli commence à dégénérer, sa fibre s'altère, la fréquence et la faiblesse continues du pouls nous le démontrent. On a, dans ce cas, signalé la présence de *coagula* sanguins thrombosiques dans le cœur. Je n'ai jamais rencontré dans ses cavités que des caillots diffluents, et je n'ai point eu l'occasion clinique de constater une mort par thrombose pulmonaire.

Ces troubles du cœur ont été parfois assez marqués pour que certains auteurs aient cru décrire une *forme cardiaque* de la fièvre typhoïde. Malgré l'observation que je présente plus loin (*Pièces documentaires*, n° 6), je ne peux admettre une prédominance telle des symptômes cardiaques qu'il faille, avec eux, en faire une nouvelle variété de forme. Depuis quelque temps, nous particularisons et nous systématisons tellement les détails, qu'il serait bon, pour s'arrêter dans une pareille tendance, de se reporter au temps de Sauvage et de revoir sa pyrétologie.

Cette forme cardiaque ne peut être prouvée par une lésion, puisqu'il n'en existe guère; le cœur flasque, mou, déchirable, à parois amincies, sans caillots ni sang liquide dans ses cavités, sans lésion histologique, la fibre à striation reconnue nette ou avec de rares granulations graisseuses réfringentes. Elle est donc une localisation ou une concentration du poison typhique sur l'innervation du cœur, sur le noyau du nerf frénateur (pneumo-gastrique) qui se paralyse, ou sur le nerf accélérateur (grand sympathique), qui se trouve excité outre mesure; enfin, sur l'innervation des vaisseaux produisant l'abaissement de la tension artérielle et le dicrotisme.

M. Berheim, au congrès de la Rochelle (1882), attira le premier l'attention sur ce syndrome spécial cardiaque, que l'on peut observer au début de la maladie ou à une période plus avancée, mais rarement dans le cours d'une rechute.

Ses signes sont : fréquence, faiblesse, petitesse, dépressibilité, et quelquefois imperceptibilité du *pouls* devenu asystolique ; *température* élevée, en désaccord avec le pouls : *cœur* à impulsion et à battements faibles, diminués, bruits nets, jamais de souffle ; *respiration* très fréquente, le devenant davantage par la congestion et l'engouement pulmonaires ; pommettes violacées, extrémités livides et froides, rappelant le dernier degré des cardiopathies asystoliques ; l'intelligence peut rester saine ou se troubler, comme dans les états atacto-adynamiques. Quand le pouls parvient au chiffre de 150 à 180, qu'il est tremblotant, ponctiforme, c'est la mort. Le malade succombe dans un refroidissement algidiforme ou avec l'hyperthermie agonique.

Si de 130 le pouls redescend à 100 en reprenant un peu de force, on peut s'attendre à la guérison.

Cette étude a été faite avec le plus grand soin par un élève de M. Berheim, le docteur Willaume, dans sa thèse inaugurale (Nancy, 1887), et, chose remarquable, les nombreuses observations recueillies dans le service de MM. Berheim et Simon n'offrent pas trace de véritables lésions organiques cardiaques.

CONGESTIONS & HÉMORRAGIES

Les congestions sont le propre des fièvres continues, elles conduisent aux hémorragies, qui, lorsqu'elles sont légères et dans la période d'augment ou d'état de la maladie, sont salutaires, en jugeant alors et épuisant les congestions.

A la troisième période de l'affection typhoïde, ces hémorragies suivies d'un amendement passager proviennent d'un processus avec lésion des tissus.

Les hémorragies congestives ont leur siège sur les muqueuses pituitaire, intestinale, rectale, utérine, très rarement sur la muqueuse bronchique ; elles présentent un molimen actif et sont d'une abondance variable. Il est facile de distinguer les hémorragies critiques qui sont terminales, des hémorragies initiales, qui sont d'origine fluxionnaire. Elles ne sont toutes deux périlleuses que par la quantité de sang perdu, par leur fréquence, et surtout par les menaces du degré de collapsus qu'elles peuvent entraîner.

Epistaxis. — L'épistaxis, la plus fréquente hémorragie de la fièvre typhoïde, se montre à toutes les périodes, mais surtout dans le premier septénaire, où sa valeur diagnostique est d'une véritable importance ; on la signale quelquefois dans la période d'incubation ; d'ordinaire légère, l'épistaxis peut être assez abondante pour appeler une intervention ; ses effets sont de soulager la céphalalgie, de diminuer la température, mais momentanément, car la fièvre ne s'en trouve pas enrayée.

Produite par l'exagération ou simplement la présence du processus congestif quotidien et vespéral de la fièvre, l'hémorragie nasale peut être encore un dérivatif momentané dans la deuxième période, on l'y trouve alors nocturne, et modérant le délire : comme son abondance est plus marquée, elle est davantage à surveiller.

Dans les formes graves adynamiques et surtout putrides, l'épistaxis est un accident sérieux ; surabondante, elle atteste une profonde altération diffluente du sang, elle assombrit le pronostic, et si l'on observe des pétéchies concomitantes, le cas est irrévocablement mortel.

L'hémorragie *utérine* hors temps doit être considérée comme une épistaxis soumise aux mêmes lois critiques.

Hémorragie intestinale. — L'hémorragie intestinale, accident assez fréquent, lorsqu'elle se réduit à quelques gouttes ou à une très petite quantité de sang, peut passer inaperçue. Très rare chez l'enfant, plus souvent chez la femme que chez l'homme, on la rencontre davantage dans certaines épidémies et dans certaines formes de la maladie. Insignifiante au début du mal, c'est à la deuxième, mais surtout à la troisième et quatrième semaine qu'elle se présente, mais jamais après la défervescence.

L'abondance de l'hémorragie est ici tout le danger. Si le sang peut s'échapper assez vite au dehors, les selles sont colorées rouges avec de petits caillots gélatineux (hémorragie externe). S'il séjourne et s'accumule dans l'intestin et ne prend jour que plus tard spontanément ou par provocation, alors les selles sont noirâtres, poisseuses, de couleur et de consistance de goudron, mêlées de caillots diffluents d'une horrible fétidité.

Quand l'hémorragie est légère, qu'elle semble améliorer les autres symptômes, particulièrement ceux du système nerveux, le symptôme est favorable, il ne doit être que surveillé et non combattu.

Quand, au contraire, elle est abondante à la troisième ou quatrième semaine, qu'elle se rencontre dans la forme actacto-adynamique ou putride, avec tympanisme et température bouillante du ventre, l'accident est alors formidable, le malade pâlit, se refroidit, son pouls devient filiforme, le collapsus ou la syncope termine la scène.

On interprète de plusieurs manières les causes de l'hémorragie intestinale. Légère, et dans la deuxième semaine, c'est le fait de la congestion ; plus tard, c'est celui de l'altération du sang et des vaisseaux ; il faut admettre aussi que les ulcérations et les éliminations d'eschares n'y sont point étrangères. (Voir l'article *Traitement*.)

TROUBLES & COMPLICATIONS RESPIRATOIRES

Les manifestations morbides sur l'appareil respiratoire sont très fréquentes, variées dans leur siège, leur nature et leur forme; lorsqu'elles sont prononcées, on remarque ordinairement une sorte de compensation entre les appareils où se font d'ordinaire les déterminations morbides; si les symptômes thoraciques prédominent, il n'est pas rare de voir atténués les symptômes abdominaux. C'est vers la fin de la première semaine qu'ils commencent à se montrer, rhinite, pharyngo-laryngite et laryngite-érythémateuses; la laryngite sous-muqueuse, d'un diagnostic plus difficile, n'ayant que l'enrouement, la dysphagie et l'aphonie, la laryngoscopie étant impossible, est une complication sérieuse.

La congestion pulmonaire fait partie de l'ensemble même de la fièvre typhoïde. Dans les états adynamiques elle est au premier plan et crée un danger imminent. Elle peut survenir dans les fièvres bénignes et les malades savent résister à une congestion même intense. On ne la trouve qu'exceptionnellement au décours de la maladie.

C'est à la deuxième ou troisième période de la maladie qu'elle s'observe presque toujours. Le malade sécrète d'abord dans la gorge des glaires qui l'embarrassent, le font tousser et même vomir, c'est le début de celles qui vont se produire aux bronches et seront une cause si puissante de la toux, de la fréquence respiratoire, plus tard des infarctus pulmonaires. La dyspnée plus marquée le soir, faisant partie du paroxysme, atteste l'envahissement de tout l'arbre bronchique.

La bronchite typhoïde est le symptôme premier des

troubles respiratoires que le praticien a grand intérêt à surveiller. La toux, rare au premier septénaire, est le seul symptôme extérieur, modérée ou quinteuse, rare ou fréquente, très fatigante la nuit et d'ordinaire incomplète, elle est sèche et plus tard humide. L'expectoration d'abord nulle, puis glaireuse, muqueuse, pituiteuse, plus rarement muco-pyoïde, est toujours laborieuse.

La broncho-typhode se reconnaît à l'auscultation par la rudesse respiratoire, les râles secs et sonores, limités d'abord puis généralisés à tout l'arbre bronchique; bientôt la respiration perd de son intensité et de son étendue; aux râles sibilants se mêlent de nombreuses bulles de tous les volumes mais où prédominent les bulles fines. Nous touchons à la *pneumo-typhode* ou broncho-pneumonie typhoïde, née dans le cours de la deuxième, de la troisième et de la quatrième semaine, elle peut même rester une complication de la convalescence; l'expiration prolongée, les râles sous-crépitants, humides, perçus par place, dénotent la présence ou la persistance des nodules ou petites indurations lobulaires et des infarctus pulmonaires.

Mais l'ultime phénomène de la congestion pulmonaire produite par la parésie dynamique du poumon, c'est :

L'hypostase pulmonaire (pneumo-typhode, pneumonie hypostatique, splénisation). Ce compact pulmonaire, ordinairement double, siège à la partie postérieure et inférieure. Ses signes sont : matité aux deux bases remontant de bas en haut, bruit vésiculaire affaibli, respiration supérieure à grands mouvements faisant éclore une pluie de râles humides, sous-crépitants, fins, rarement du souffle, mais plus souvent un degré de bronchophonie, expectoration nulle, dyspnée inconsciente pour le malade, symptômes d'asphyxie lente.

L'hypostase pulmonaire, l'une des plus redoutables des

complications typhoïdes, n'est pas liée nécessairement à la bronchite typhoïde, elle en est plus souvent indépendante. Deux causes la produisent : par suite de l'adynamie, la tonicité des capillaires se trouve très amoindrie, le sang stagne dans leurs cavités et modifie la structure et la consistance du tissu pulmonaire qui se splénise; d'autre part, l'affaiblissement musculaire du cœur joue aussi un grand rôle, c'est par lui que meurent nombre de typhoïdés, hypostase pulmonaire et cœur flasque et mou sont deux lésions liées l'une à l'autre.

Quant à la *pneumonie* vraiment *fibrineuse*, je ne l'ai jamais rencontrée dans le cours de la fièvre typhoïde. Une seule fois, dans une autopsie de convalescent, tué par un point de côté aigu, j'ai trouvé les signes macroscopiques d'une pleuro-pneumonie inflammatoire.

On signale l'*emphysème* comme cause de dyspnée; je ne l'ai point rencontré, non plus que l'*œdème* généralisé aux deux poumons, accident à marche très rapide, pouvant amener la mort en vingt-quatre heures, et même plus tôt; l'œdème partiel, très limité, serait assez fréquent et sans danger.

TROUBLES & ACCIDENTS INTESTINAUX

Diarrhée. — Nous parlons de la diarrhée parce qu'elle est l'un des symptômes constants de la maladie que l'on trouve à toutes ses périodes. Son abondance et sa fréquence varient, deux à quatre garde-robes en vingt-quatre heures sont de règle, quand elle atteint douze à quinze selles par jour, elle devient un symptôme inquiétant très difficile à réprimer, et quand elle persiste malgré les moyens, c'est un signe mortel, les forces sont épuisées.

Les selles soumises au pouvoir de la volonté, fussent-

elles fréquentes, n'emportent qu'une signification ordinaire ; mais toute selle involontaire, fût-elle rare, est d'un
signe fâcheux. Toujours liquides, jaunes ou brunes, infec-
tes et de réaction alcaline, ces évacuations contiennent des
flocons et précipitent une couche sablonneuse renfermant
beaucoup de matières salines. Quand la maladie est proche
de la convalescence, les selles commencent à changer
d'aspect, elles sont liées et prennent quelque consistance.

Le **météorisme** produit par la parésie de la couche musculaire des intestins fait rarement défaut ; poussé aux
dernières limites, il devient le symptôme très redoutable,
qui fait craindre une perforation.

Le **gargouillement** limité à la région cœcale est un phénomène banal de la fièvre typhoïde, il a une valeur diagnostique véritable ; une sensibilité circonscrite à cette
région accompagne d'ordinaire le gargouillement, car les
douleurs abdominales généralisées n'appartiennent qu'à
quelques cas exceptionnels.

Perforation intestinale. Cet accident, le plus redoutable
de la fièvre typhoïde après la mort subite, est presque toujours rapidement mortel, en quelques heures ou en un ou
deux jours au plus. La perforation est à craindre dans
tous les cas, même bénins, depuis la deuxième jusqu'aux
dernières semaines, puisqu'on a eu à la déplorer même
dans la convalescence ; heureusement cet accident reste
rare, six à huit fois sur cent décès typhoïdes ; presque inconnu chez l'enfant, on le rencontre plus souvent chez les
hommes que chez les femmes.

La chute des eschares de l'intestin, l'absence du travail
réparateur des ulcérations, le ramollissement du feuillet
séreux mis à nu, la nécrose d'une partie des tissus
infiltrés, sont les causes productrices des perforations qui

se font au cœcum et à l'iléon. Le tympanisme, une ingestion intempestive d'aliments, de purgatifs, de substances
restées dures, une secousse, une quinte de toux, un vomissement laborieux, un mouvement brusque, en sont les
occasions.

La perforation peut se trouver assez petite pour être
difficile à découvrir, il se peut aussi que l'épiploon appliqué sur la perforation y adhère par un travail subinflam-
matoire, c'est là le secret de quelques guérisons. Le docteur Reunert (*Revue des sciences médicales*, 1890) rapporte
trois cas de perforation guéris par ce *processus* qui a permis à des fausses membranes de circonscrire dans une
poche les effets de la perforation.

Un météorisme brusque et une douleur atroce s'étendant
rapidement à tout l'abdomen, quelquefois des vomissements, le hoquet, la soif intense, la diarrhée interrompue,
la chaleur excessive, le pouls très petit et très accéléré, le
refroidissement des extrémités, sont les signes de la perforation. Il s'y joint bientôt une angoisse ou anxiété inex-
primable, la face se grippe, l'intelligence et la conscience
antérieurement obscurcies reparaissent même quelques
instants pour comprendre une si horrible torture et s'é-
teindre dans le collapsus, l'algidité et l'insensibilité qui précèdent la mort. L'une des plus saisissantes de mes observations concerne la fin malheureuse du fils de mon ancien
maitre, M. Desfosses, l'éminent professeur de chimie,
l'une des gloires de notre Ecole de médecine. *(Pièces documentaires, n° 7.)*

La péritonite partielle sans perforation existe certainement dans la plupart des complications très douloureuses de l'abdomen, mais dans les nombreuses autopsies
que nous avons pratiquées nous n'avons pas rencontré la
grande ou la vraie péritonite.

UROLOGIE

L'urologie a pris dans ces dernières années une importance énorme en symptomatologie. L'urine renfermant tous les déchets de l'organisme devient en effet un miroir, une photographie du grand fonctionnement de l'économie. Albert Robin a fait de l'étude de l'urine dans la fièvre typhoïde une application diagnostique et thérapeutique, et sa foi est telle qu'il conseille, pour combattre efficacement la fièvre typhoïde, de ne pas attendre les taches rosées pour assurer le diagnostic; aux symptômes cliniques on devrait associer de très bonne heure l'examen des urines. Le syndrome urologique typhique serait pour lui certain, mais il me semble qu'il est aussi difficile d'établir un diagnostic sur un caractère urologique seul que de le fonder sur le caractère isolé du pouls ou de la température.

En clinique, le praticien s'en tient aux caractères physiques et quelques recherches chimiques, les procédés compliqués étant d'abord peu vulgarisés et leurs résultats sujets à des interprétations variées ou peu connues.

Nos expériences urinaires au lit du malade se résument dans l'examen des caractères physiques et la constatation des modifications de certains éléments chimiques, plus particulièrement l'albumine et les pigments.

La *couleur* est bouillon de bœuf, rougeâtre ou verdâtre. Les urines *troubles* ou du moins louches dans les dix-neuf vingtièmes des cas, ne redeviennent claires qu'à la fin de la convalescence; la *quantité* se trouve abaissée de 1,300 grammes à 900 environ; les sueurs, la sécheresse de la peau, la diarrhée agissant sur la quantité et la *densité*.

La *réaction* très acide. L'*odeur* fade, de marée, de pain bouilli. Les *sédiments* composés d'urates d'am-

moniaque, de soude, d'acide urique, de phosphate ammo-
niaco-magnésien surtout, des flocons purulents et même
de graisse s'y trouvent dans la proportion de 16 pour 100.

Pour l'*urée*, rien n'est plus variable, de 25 à 30 grammes ;
il n'existe aucun rapport entre la température et la
quantité d'urée qui ne subit d'augmentation que par l'alimentation des convalescents.

L'*acide urique* et les *matières extractives* augmentent.
Les *chlorures* et les *phosphates* terreux sont très abaissés.
L'*albumine* et les *pigments* sont constants.

L'albumine se trouve dans l'urine de bonne heure ; dans
les cas graves elle augmente jusqu'à leur terminaison,
elle augmente aussi au début de la défervescence, puis
elle diminue rapidement. Sa persistance prolongée fera
craindre une réitération.

Les *pigments* sont ausi importants à rechercher ; formés
d'urohématine, d'hémophéine et d'indican, ils sont les produits de l'hémoglobine, des matières albuminoïdes, en un
mot du globule sanguin, le générateur par excellence
des pigments, en relation avec l'activité hépatique et
splénique. Leur recherche importe dans les maladies avec
destruction rapide des globules sanguins.

Nous nous sommes servi uniquement du simple essai de
Gubler qui se pratique comme il suit : sur les parois d'un
grand verre à pied rempli d'urine aux trois quarts de sa
hauteur, on laisse couler lentement assez d'acide azotique
nitreux pour que le mélange d'acide et d'urine occupe à
peu près les deux cinquièmes inférieurs du verre et l'on
observe les colorations qui apparaissent au bout de trois
à cinq minutes.

La teinte *rose de Chine* indique la proportion normale
d'urohématine.

La couleur *grenat, rouge, hyacinthe* annonce une augmentation de l'urohématine, et s'il n'y a pas de teinte, cet
élément urochromique est absent.

La teinte *bleue* décèle l'indican ; la couleur *violette*, l'indican et l'urohématine ; l'*acajou vieilli*, l'hémophéine ; le *noir*, un mélange d'indican, d'hémophéine et d'urohématine, c'est-à-dire l'*urochrome* en totalité.

Dans les urines, les bacilles se montrent fort rarement, et c'est tout à fait illusoire que de les y rechercher.

ALBUMINURIE

L'esprit médical est fort enclin à trouver dans toutes les maladies générales des intoxications par rétention ou des altérations du philtre rénal et à en redouter les graves conséquences. Pour la fièvre typhoïde, l'albuminurie est un symptôme qui occupe peut-être un peu plus que de raison ; elle y est, il est vrai, à peu près constante, trois quarts des cas environ, mais à un faible degré ; souvent transitoire au premier septénaire, elle augmente quelque peu dans le deuxième. Ne doit-on pas la considérer transsudant par lésion épithéliale des canalicules, par congestion corticale ou par altération du sang?

Quand l'albumine est abondante à la fin de la période d'état avec un précipité rétractile, elle indique une néphrite parenchymateuse. Proche de l'agonie, sa quantité est plus grande encore, et elle se trouve quelquefois mêlée de sang. En thèse générale, on peut avancer que la présence d'albumine en forte proportion dans la fièvre typhoïde a une connexion certaine avec la gravité de la maladie.

La néphrite est donc une complication redoutable dont on doit comprendre l'importance, mais quant à admettre une *néphrite typhoïde* présentant un type clinique spécial permettant de distinguer une *forme rénale de la dothinentérie*, je ne l'ai jamais rencontrée et je reste dans le doute, surtout en présence de la persistance de l'excrétion de l'urée, augmentant pendant la période critique et dans le temps de la convalescence.

Il n'est pas rare, à la troisième et à la quatrième semaine, de rencontrer des malades aux malléoles œdématiées, hydropisie peu grave, qui disparait en quinze ou vingt jours spontanément par le régime tonique.

L'albuminurie semblerait un symptôme plus particulier à certains pays et probablement à certaines constitutions médicales. Dans nos nombreuses épidémies, il s'en est trouvé qui étaient presque exemptes de ce symptôme.

COMPLICATION LARYNGÉE

Nous avons vu que dans l'atacto-adynamie, surtout dans la variété abdominale ou putride, le pharynx se couvrait quelquefois d'ulcérations douloureuses chargeant l'arrière-bouche de mucosités visqueuses, sanguinolentes, rendant la déglutition très difficile et très douloureuse.

Le larynx peut aussi être envahi, complication plus redoutable encore, car le *laryngo-typhus* est presque toujours mortel : la douleur laryngée est incessante, elle augmente par la toux, la voix devient rauque, puis elle s'éteint.

Je n'ai eu que deux fois l'occasion de me trouver en face de cette complication. L'une, vers la fin de la maladie, rendant la convalescence laborieuse et dont les reliquats ont été une voix altérée et une respiration gênée avec traces de rétrécissement. La seconde accompagnait un état tellement grave que le temps de la combattre ne nous est point resté.

D'après MM. Cornil et Renaut la lésion serait ou une nécrose ou un gonflement diffus avec exsudat muqueux renfermant les bacilles semblables à ceux des plaques de Peyer et des ganglions. Le docteur Peter considère cette complication, la maladie terminée, comme une inflammation qui s'éternise; la fluxion des glandules situées au-dessous des cartilages est le point de départ de chondrites et de périchondrites conduisant à l'ossification ou à la nécrose des cartilages et à leur expulsion.

Quant à la *diphtérie* de la fièvre typhoïde, je ne l'ai rencontrée vraie qu'une fois, mais très souvent des exsudats pulpeux bucco-pharyngiens, et je partage l'avis du docteur Goldamner qui considère la diphtérie typhoïde comme toute différente de celle des enfants.

ACCIDENTS DE SUPPURATION

Fort rares dans la première moitié de la maladie, les accidents pyogéniques peuvent surgir à la fin de la période d'état, mais c'est surtout au début et pendant la convalescence qu'ils se produisent.

Les suppurations signalent ainsi la fin de la fièvre typhoïde. A cette époque, l'agent infectieux a perdu tout ou partie de sa virulence, l'économie tend à reprendre ses conditions physiologiques, celles de l'inflammation renaissent des premières, les éléments sanguins normaux, puis les exsudats, les microbes pyogènes réapparaissent. Cependant les localisations du virus typhique restent la cause de ces suppurations dont le pus renferme encore des bacilles d'Eberth. Ce sont donc les infiltrations typhiques et les foyers métastatiques épuisés de leur virulence qui sont les corps étrangers producteurs d'un travail inflammatoire redevenu possible.

Ces inflammations de siège très variable, quand elles se limitent, sont favorables en amendant quelque symptôme de convalescence. Au contraire, quand elles franchissent certaines bornes, soit par le nombre l'étendue ou le siège, elles deviennent alors complications.

L'*ecthyma* et le *furoncle*, que l'on trouve parfois sur les lombes, les fesses, le sacrum, les hanches et le dos, sous forme de pustules discrètes ou confluentes, sont le point de départ : d'*abcès* petits ou grands, lombaires, fessiers, intramusculaires : de collections purulentes sous-cutanées formées surtout dans les régions déclives et dans celles subissant la pression du corps. Ces formations suppurantes sont rapides et silencieuses, avec ou sans symptômes indicateurs, trop nombreuses ou répétées longtemps, elles entrainent l'épuisement du malade et produisent avec la fièvre hectique l'atrophie des tissus.

L'*érysipèle*, complication à la fois phlegmatique et septicémique, est l'une des plus redoutables; s'il tend à la gangrène, il est mortel. Nous ne l'avons observé qu'une fois.

Les *parotidites* précoces, c'est-à-dire apparaissant dans le cours même de la fièvre typhoïde, suppurent ou se gangrènent, elles sont alors très dangereuses : celles qui surviennent tardivement, quoiqu'elles soient comme les premières sous la dépendance de la septicopyémie, sont plus bénignes.

Les *otites* de la convalescence, du reste assez rares, se terminent par suppuration sans être de fâcheux augure.

L'*orchite* est dans le même cas, elle peut durer longtemps, mais ne suppure point.

La production d'*eschares* est l'une des complications communes de la fièvre typhoïde, elles se montrent à toutes les périodes et plus particulièrement dans les formes adynamiques. Source de souffrances pour tous les malades, il en est beaucoup dont le rétablissement a été entravé par leur présence, dans certains cas elles ont été la cause d'un épuisement devenu fatal.

Superficielles ou profondes, les eschares se produisent

chez les sujets débilités sur les points soumis à une pression prolongée, conséquence du décubitus, au sacrum, aux trochanters, aux coudes, aux talons. On observe d'abord sur ces points une sorte d'irritation permanente des tissus avec rougeur et douleur, la peau perd de sa sensibilité en passant au violet, au livide, puis apparait une eschare grise, ensuite noire, un sillon éliminateur s'établit, la partie mortifiée se détache et laisse à nu les tissus profonds, souvent jusqu'aux surfaces osseuses et dans ce cas la réparation est d'une durée indéterminée.

Dans les fièvres à grande malignité, dans le cours de certaines épidémies d'un génie propre, la viciation du sang et l'altération des tissus sont arrivées à un degré tel que la compression des os à peine recouverts de partie molle sur un corps dur a été l'occasion d'une *mortification étendue*.

La *gangrène typhoïde*, ordinairement sèche, occupant les membres et les extrémités, dont on trouve des exemples dans Trousseau et après lui dans plusieurs publications périodiques, est rapportée à des obstructions vasculaires. Cet accident ne s'est point offert à nous.

Il n'en est pas de même de la *phlegmatia dolens* d'un des membres inférieurs (membre douloureux des cachectiques), que nous avons soignée plusieurs fois au cours de longues convalescences. Cette complication de grande durée se présente à ce moment où la fibrine récemment régénérée dans le sang trouve dans certains vaisseaux des conditions d'*inopexie* qui la coagulent et forment des thromboses.

ACCÈS PERNICIEUX

L'accès pernicieux est aussi rare dans le cours de la fièvre typhoïde qu'il est inattendu, mais il existe ; c'est un accident mortel qui laisse au dernier plan la symptomatologie la plus grave de la maladie.

La perniciosité, avec ses allures dissemblables et trompeuses, n'a qu'une origine, une cause première identique, l'intoxication. Le poison condensé avec son maximum d'action et d'intensité dans un organisme dépourvu de résistance, anéantit immédiatement les sources de la vie en les sidérant, ou, s'y prenant à deux ou trois reprises sous forme d'accès isolés ou subintrants, éteint la fonction du cerveau, du cœur et des poumons, ce trépied vital de Bichat.

L'accès pernicieux varie ses formes, sans qu'on puisse les rapporter à des circonstances morbides, à des conditions individuelles, à l'intensité du mouvement fébrile, ni à une prédominance symptomatique, et sans pouvoir établir un rappport ou une connexion entre cet accident si fatal et aucun des syndromes ou symptômes isolés de la fièvre. Si le poison agit uniquement sur le cerveau, l'accès sera convulsif, apoplectique, paralytique, etc. ; s'il agit sur les sécrétions, on aura les formes sudorale, cholérique, etc. ; si ce sont les liquides qui sont surseptisés, nous aurons les hémorragies, les ictères graves, etc. ; si le tout du système nerveux est touché, ce sera la syncope ou la mort subite.

La catastrophe est précédée de quelques phénomènes généraux qui annoncent cette terrible crise : grand frisson, affaissement subit des forces, altération profonde des traits avec stupeur et terreur, vomissements, etc.

Nous relatons (*Pièces documentaires*, n° 8) une observation fort remarquable d'accès, forme syncopale et mort apparente, qui a fait de notre part le sujet d'une communication intéressante à la Société de médecine de Besançon (1862).

LA MORT SUBITE

Terminaison toujours imprévue, se présente par bonheur rarement, quoique Libermann l'ait vue cinq fois sur cent chez des jeunes gens de vingt-deux à vingt-cinq ans, et vers le troisième ou le quatrième septénaire. Avant Louis on ne l'a guère signalée, et il ne cite qu'un seul cas; Chomel de même. Graves, en 1826, la rencontre au décours d'une épidémie. On a eu à la déplorer dans toutes les formes de la maladie, peut-être davantage dans les rechutes et dans certaines épidémies, sans qu'on puisse assigner une cause à prévoir. La mort arrive ou inopinément, sans que rien la fasse pressentir, ou bien rarement avec un cortège de symptômes spéciaux mais éphémères : dyspnée, syncopes, arythmie, sans que l'auscultation en puisse fournir la raison.

Comment l'explique-t-on ? très diversement. Les nécropsies sont le plus souvent muettes ou ne révèlent que des lésions qui ne peuvent rendre raison de l'instantanéité de la mort.

L'*embolie* pulmonaire est un fait exceptionnel, il a été trouvé dans une observation de convalescence, dans des cas de *phlegmatia dolens*.

Rien n'est plus problématique que la *thrombose* cardiaque ; le sang si peu fibrineux se prête difficilement à la formation de concrétions dans les cavités du cœur.

La *dégénérescence* cardiaque est possible, fréquente même ; mais comment expliquerait-elle l'arrêt subit du cœur, puisque cette lésion ne se forme que graduellement ?

Les *artérioles* nourricières du cœur lésées dans leur texture peuvent-elles produire une *ischémie* subite du cœur? L'inopexie du sang, unie à l'affaiblissement du cœur, comme dans les maladies cachectiques, amène un trouble considérable de la circulation, mais qui augmentant progressivement et non d'une manière instantanée, doit se traduire symptomatiquement par la dyspnée, l'orthopnée même, la soif d'air, l'angoisse, etc.

Dieulafoy croirait volontiers à une action *réflexe intestinale*, et Tambureau ayant observé une mort subite dans la convalescence, avec un violent appétit, a pensé plutôt à un *réflexe stomacal* avec ischémie du bulbe. Ces auteurs s'autorisent des expériences de Brown-Séquard et de Paul Bert faisant preuve des connexions du pneumo-gastrique avec le sympathique abdominal.

Laveran en trouve la cause dans l'*anémie cérébrale* par déglobulisation du sang et sa soustraction au cerveau par l'attitude debout. Huchard la rapporte au double effet de l'altération du cœur et de l'anémie cérébrale. On ne l'a guère observée cependant dans le temps où l'on saignait beaucoup dans la fièvre typhoïde.

D'autres trouveraient pour certains cas une explication dans la *théorie urémique*, les reins devant se trouver malades; mais combien il est difficile de le prévoir ou de le constater au milieu de la symptomatologie si complexe de la fièvre typhoïde. Cependant MM. Bucquoy, Fauvel, etc., affirment avec des observations.

Berheim ne va pas si loin, l'*intoxication* directe par le poison typhique lui suffit, le *bacillus typhosus* tuerait raide l'innervation du cœur.

Donc beaucoup d'opinions sans qu'on puisse s'arrêter à l'une d'elles, les raisons sont probablement multiples; n'en cherchons pas l'explication, ou tenons-nous à celle fournie pour les accès pernicieux.

LES CRISES

« On s'est beaucoup égayé sur le compte du système des *crises*, mais ne renferme-t-il pas cependant un fond de *vérité ?* Pendant le cours d'une maladie aiguë, la désassimilation se fait d'une manière active, tumultueuse même, cependant les excrétions s'opèrent mal ou ne s'opèrent pas ; les produits qu'elles devaient éliminer sont retenus et s'accumulent dans le sang, dont la contamination provient ainsi d'une double origine.... Cet état doit cesser lors du rétablissement des fonctions normales ; dès lors, l'élimination se fait par l'un ou par l'autre des procédés admis par les anciens. » (CHARCOT, *Thèse d'agrégation*, 1857.)

Cette grande doctrine médicale des crises, de cet effort de la vie, *vis medicatrix*, transmise de siècle en siècle, tradition aujourd'hui vivement attaquée mais restant vivante, rajeunit même et prend de nouveau sa place dans la science de l'avenir.

La *crise* est un mouvement qui juge, qui termine une partie, un point et même la totalité d'une maladie, et dans ce cas, c'est une fin de l'évolution morbide. On nomme *phénomènes critiques* ceux par lesquels se traduisent ces synergies dernières.

La doctrine galénique, avec son pouvoir autoritaire, avait fixé les crises à certains jours, et chacun de ces jours avait sa valeur propre et sa destination particulière. Les *jours critiques* principaux étaient les septième, quatorzième et vingt et unième. Ils n'étaient pas toujours fidèlement exacts à l'appel, mais pour les anciens, la foi au septième jour était fort enracinée. De nos jours, Andral, partisan des jours critiques, signale une défervescence au dixième jour et plus spécialement au

quatorzième, qui serait assez exactement un jour critique.

Traube, il y a plus de trente ans, fit revivre cette
doctrine ancienne, il s'appuya sur l'observation et surtout
sur l'expérimentation par le procédé scientifique moderne,
la thermométrie, dont l'importante prépondérance ne peut
lui être refusée pour dénoncer la marche et même l'issue
des maladies aiguës. Les cinquième, septième, neuvième,
onzième jours, ont pu offrir un abaissement de calorique
plus ou moins marqué, mais les rapports statistiques et
les observations quotidiennes n'ont pu les accepter pour
des jours critiques véritables.

En clinique, le début du mal est trop difficile à préciser,
on sait rarement quand commence le premier frisson ou
le premier sentiment de malaise, la marche de la maladie
est elle-même si incertaine, sa durée si variable. Aussi les
jours critiques ne sont plus défendables aujourd'hui; tout
dépend des conditions diverses que présentent et la
résistance individuelle et la vitalité de l'agent morbifique. Séparons donc la doctrine des crises, qui est
vraie, de celle des jours critiques, qui est purement historique.

Puisque la cause connue est maintenant un agent figuré
et très probablement parasitaire, à la crise que devient-il?
Les paroxysmes quotidiens dans la marche de la maladie
répondent-ils à une fonction ou à un mode spécial de
vitalité et de reproduction de l'agent? ou seraient-ils des
efforts d'émonctions, des crises partielles? nous l'ignorons.
La vraie crise devrait être constituée par la disparition
temporaire ou définitive de l'agent.

Nous sommes maintenant en face d'une crise que nous
reconnaissons vraie, légitime, elle peut être parfaite ou
mal équilibrée dans ses conséquences cliniques, elle peut
pécher par excès ou par défaut, que ferons-nous? La tâche
est ardue. C'est ici qu'apparaît le médecin digne de ce

nom; restera-t-il un observateur inactif ou osera-t-il intervenir? Il devra se rappeler l'adage : « *Primùm non nocere,* » et s'il *agit,* se ressouvenir du précepte d'Hippocrate : « Les humeurs qu'il faut évacuer, les évacuer du côté où elles tendent le plus, par les voies convenables.... Ne pas mettre en mouvement ce qui se juge et ce qui est complètement jugé, et n'innover ni par des évacuants ni par d'autres excitations, mais laisser les choses en l'état. » (*Hippocrate.* trad. de Littré, t. V, p. 485.)

Maintenant, franchissons vingt-trois siècles, et nous allons trouver la doctrine thérapeutique basée sur la notion des crises dans les maladies aiguës et résumée par l'Ecole la plus moderne et la plus scientifique. « Observation sagace, prudente, respectueuse même des phénomènes morbides dans leur enchaînement naturel; sentiment intime de la tendance vitale vers la guérison; souci constant de ne pas troubler à contretemps la réalisation de la crise. » (A. Bouchard.)

« On ne triomphe de la nature qu'en lui obéissant » a dit Baglivi; aussi, même de notre temps, la thérapeutique physiologique, cependant si riche, ne saurait se substituer aux actions naturelles. On ne peut ni juguler, ni faire avorter, ni provoquer la crise définitive, faire anticiper l'effort curateur, tout l'absolu nécessaire est de surveiller le jeu des émonctoires et lui de prêter une aide non agressive ni intempestive, et plutôt hygiénique que thérapeutique. Ceux qui se sont efforcés d'intervenir par les antipyrétiques, par exemple, n'ont point arrêté l'évolution morbide. Ceux qui se sont adressés aux sudations ont pu diminuer la fièvre, mais, comme les premiers, n'ont rien gagné qu'un bénéfice apparent payé par la fatigue ou la perte des forces. Les partisans des traitements purgatifs ont trop souvent vu la longue suite des mauvais symptômes et une prolongation indéfinie de la maladie.

Les *phénomènes critiques* prennent diverses voies, les

plus habituelles sont la peau, les urines, les flux alvins, bilieux, hémorragiques.

Il est difficile de savoir si un flux alvin ou bilieux est critique. Quand la muqueuse gastro-intestinale est malade, les matières ont bien des aspects. Les diarrhées constantes peuvent être critiques, mais combien de fois n'ont-elles pas une autre signification, et quelle attention pour les discerner et craindre d'intervenir trop vigoureusement! M. Bouchard ne nous apprend-il point que les émonctoires de l'économie ont une valeur inégale et se suppléent difficilement?

La sueur, véhicule éliminateur, est jugée critique seulement lorsque l'urine reste de quantité normale ou augmente.

Une entérorragie légère peut être favorable et, vers le dix-septième ou le vingtième jour, semble souvent donner une amélioration générale qui est vraiment critique.

L'épistaxis, au deuxième septénaire, peut juger des accidents cérébraux congestifs. Les épistaxis du déclin sont aussi critiques.

Le pouls critique de la fièvre typhoïde s'annonce, comme nous le disons ailleurs, par le ralentissement, un polycrotisme net, des intermittences, des irrégularités vraies ou fausses.

Mais ce qui doit avoir une importance capitale d'après les études les plus modernes, c'est le *syndrome urologique* de la crise; étude qui, sans nous échapper, a été faite trop récemment et trop superficiellement pour que nous osions en parler d'autorité. La polyurie, qui nous a cependant souvent frappé, symptôme des décharges brusques ou des éliminations progressives, doit être respectée, ainsi que les dépôts urinaires d'une urine à odeur nauséeuse ou ammoniacale. Quand le malade va guérir, la polyurie coïncide avec des sueurs abondantes, véritable crise qui marque le début de la convalescence.

CONVALESCENCE

La convalescence de la fièvre typhoïde est une maladie nouvelle d'autant plus à craindre qu'on y prend moins garde, et que la satisfaction du retour à la santé a détourné les yeux des difficultés de la route à parcourir.

La température est tombée, les rémissions matinales sont prolongées, les grandes oscillations s'inclinent régulièrement, enfin les délais sont franchis après six à sept jours de défervescence.

Tant que les artères du cou battent d'une manière apparente et dicrote surtout, la circulation reste en souffrance, l'élément élastique des artères et tout l'appareil circulatoire restent adynamisés, y compris le cœur, bien entendu, et le malade n'a pas encore quitté la période d'état. Mais aussitôt que ces battements ont disparu, ce retrait de bon augure assure la convalescence.

Si les selles se rapprochent par leur odeur, leur couleur, leur consistance et plus encore par leur forme, de l'état normal, on peut déclarer la convalescence, car l'intestin est valide et la maladie est terminée.

Il est encore deux phénomènes qui indiquent une convalescence franche. 1° Les *abcès*, petits, tubéreux, isolés, indolores, formés sans bruit, sans fluctuation, que l'on doit ouvrir hâtivement, qui renferment beaucoup de pus et de microbes et qui se cicatrisent très vite. 2° La *diurèse*, qui d'un litre d'urine s'élève à trois à quatre litres en vingt-quatre heures, sorte de dépuration ou lavage à grande eau. Quand ces deux phénomènes existent, la convalescence n'est pas exposée à une rechute.

Toute maladie finie laisse des traces de son passage, plus les lésions ont été graves ou profondes, plus la convalescence sera pénible et longue ; suivant l'intensité et la

prédominance des lésions. la réparation des appareils et
des fonctions sera inégale et leur rétablissement irrégulier
sera un des caractères saillants de la convalescence de la
fièvre typhoïde.

Le rôle du médecin restera donc encore difficile : par
son désir de réparer au plus tôt, par les instances du convalescent, par les pressions et les imprudences de son entourage. La difficulté est dans la direction de l'*alimentation*.
Comme la maladie, la convalescence a ses règles d'observation, de pratique, elle a ses dangers. ses surprises et
ses accidents.

Hippocrate a dit quelque part : « Restaurez avec lenteur
les corps amaigris lentement, et rapidement ceux amaigris
en peu de temps. » Pour nous. les principes qui nous
guident sont : 1° rester toujours sur l'appétit ; 2° ne faire
qu'un repas relativement copieux, les autres insuffisants ;
3° résister aux pressantes sollicitations du malade :
4° réserver les aliments solides tant que les décharges
urinaires sont considérables, et selon quelques-uns, tant
qu'il y a albuminurie : donc surveiller ces décharges
urinaires, qui ont ici une si grande importance, ne rien
faire qui soit capable de les entraver ; 5° suspendre le
régime solide si, à la première ingestion, il y a élévation
continue de la température et retour de l'albuminurie.

Pendant le cours de la convalescence on est quelquefois
surpris par des retours de haute température (40 à 41°),
qui ne sont pas sans jeter dans l'inquiétude. La nourriture a-t-elle été donnée trop tôt, trop souvent. trop à la
fois, a-t-elle été trop substantielle? On modifie le régime.
on revient aux clairs. au lait, au bouillon et au vin coupé.
L'accès revient quand même, ne se dérange pas, au
contraire, il semble prendre plaisir à dérouter les
recherches, car aucune complication n'est découverte; il
réapparaît tous les deux ou trois jours, à des époques

variables du nycthémère. On finit par s'apercevoir que le mieux est de n'y rien faire.

Combien de fois ne nous a-t-on pas signalé pour la nuit, du délire, de l'agitation sans cause, une température de 40°5, puis le lendemain un grand abaissement de calorique, une transpiration ou une moiteur? Ne sont-ce pas des crises pathologiques ou mieux physiologiques, des efforts d'assimilation de la nourriture? Ne serait-ce pas, comme le pensent Noël G. de Mussy et d'autres observateurs distingués, Graves et Trousseau, une fièvre salutaire et éliminatrice de la toxicité, un accès de dépuration? La fièvre n'est-elle pas quelquefois un effort vital, de résistance, de lutte? Ne voyons-nous pas des fiévreux à grande température ne maigrir que dans la défervescence?

Donc, toutes les fois qu'avec ces accès, les muqueuses sont réparées, humides et molles, que les selles deviennent louables, qu'il y a appétence, tolérance et peu de soif, le pronostic est heureux, il faut nourrir.

Parmi les accidents mortels de la convalescence, après la perforation et la mort subite, il en est un autre aussi redoutable.

La convalescence est déclarée, la température est tombée, tout paraît en ordre, depuis plusieurs jours (quatre ou cinq) il y a absence de fièvre et le malade recouvre quelque peu d'appétit. Tout à coup une fièvre nouvelle se déclare, le thermomètre remonte à 39° et 40° et oscille entre ces deux termes. On suspend ou l'on modère le régime et l'on cherche de tous côtés une complication que l'on ne découvre pas et qui n'existe pas; l'appétit devient meilleur, il devient même impérieux, on ne peut rassasier le malade, on ne peut lui refuser, car rien ne lui fait mal; au surplus, la digestion est bonne, les selles ont pris le caractère louable, elles se forment. On est heureux et inquiet à la fois; les craintes s'ac-

croissent par la remarque que l'assimilation ne se fait
pas, que la dénutrition et la maigreur s'accentuent rapidement. Il y a alors grand danger ; les convalescents ont
perdu par la maladie et le régime ce chiffre du poids total
du corps signalé par Chossat dans l'inanition, que l'on ne
peut retrouver (quatre dixièmes du poids primitif). Aussi la
fièvre hectique ou de consomption achève de détruire rapidement les forces du malade, qui, en quelques jours, succombe après avoir perdu brusquement et cet appétit factice
et cette digestion fausse. (*Pièces documentaires*, n° 10.)

RÉITÉRATION

La réitération est une expression employée par M. Potain
pour désigner le retour de la maladie pendant la convalescence ; elle ne doit pas être confondue avec ce que nous
appelons *rechute*, à laquelle nous reconnaissons pour
cause un écart de régime, une constipation négligée, une
impression de froid, même une émotion morale.

La réitération est une récidive, une évolution nouvelle
de la fièvre typhoïde, avec son cycle fébrile et ses symptômes cliniques ; son début est brusque ou graduel, avec
tous les symptômes de la première atteinte, même avec
les taches lenticulaires ; ses formes sont abortive, moyenne
ou grave, mais de durée moindre que la première atteinte,
qui serait elle-même d'intensité moyenne. La réitération
reste une fièvre assez rare et de pronostic favorable,
quoiqu'on lui reproche d'exposer à l'hémorragie et à la
perforation intestinales.

La réitération m'a échappé, c'est une nouveauté dont je
ne me permettrais pas de douter. Est-ce une nouvelle infection ? Il me semble plus probable que c'est une action
infectieuse qui se juge en deux temps. J'ignore si l'anatomie pathologique a fourni des preuves à l'appui de cette
dernière opinion.

DES MÉDICATIONS

Une médication est l'ensemble des moyens thérapeutiques, fussent-ils différents, qui, ayant une action similaire, concourent au même but et qui, par leur association, leur collectivité et leur synergie, groupés autour d'une indication, ont un effet commun pour assurer une issue efficace.

Y a-t-il, pour traiter la fièvre typhoïde, une méthode générale, unique, constante, uniforme, rationnelle, applicable à tous les cas et fondée sur la nature de l'intoxication? Non.

Jusqu'ici la thérapeutique n'a pu atteindre directement le poison et n'a pu mettre la main sur l'antidote (bactéricide); il en est du spécifique antityphoïde comme du spécifique antituberculeux que nous avons espéré un instant posséder, on nous le promet, l'avenir nous le donnera-t-il?

On recommande à peu près généralement que pour le traitement de la fièvre typhoïde, ce qui importe le plus au succès d'une médication, c'est de poser le *diagnostic* dès le *début*, avis facile à donner, peut-être même à suivre en temps d'épidémie, mais en dehors de cette condition spéciale et peut-être aussi de l'habitude qu'ont prise certains médecins en voyant de nombreux typhoïdés, on s'expose à de fréquentes erreurs, fruits d'une précipitation présomptueuse. Les synoques simples si souvent rencontrées seront prises pour des débuts de fièvre typhoïde et c'est par ce procédé que l'on fabrique ces statistiques auxquelles nous ne pouvons croire; c'est aussi le secret de ces jugulations annoncées et publiées même par des autorités médicales.

Nous ne pensons point que l'embarras gastrique fébrile et que les autres synoques soient engendrés par la même cause, par les mêmes agents que ceux de la dothinentérie. Cependant, bon nombre de pathologistes l'admettent et s'appuient sur des arguments à mon avis fort discutables.

La maladie commence donc son plein et l'évolution septique a déjà envahi à des degrés divers l'économie lorsque le diagnostic nous affirme sa réalité. Un bactéricide ne serait applicable que sur des germes isolés ou localisés, et c'est à la période prophylactique ou incubante seule qu'il aurait un emploi efficace.

D'autre part, les formes, la marche, les localisations privilégiées font que deux fièvres typhoïdes ne peuvent se ressembler; les idiosyncrasies et les nombreuses conditions particulières à l'individu font à leur tour d'une même maladie, des maladies différentes, non seulement pour tout leur parcours, mais encore pour chaque jour, le lendemain ne ressemblant point au jour qui l'a précédé.

Nous ne sommes donc partisan d'aucune de ces médications exclusives, d'aucun de ces traitements spéciaux qui se chargent de combattre la fièvre typhoïde par une méthode unique, fût-elle la plus rationnelle et la plus scientifique.

Nous allons exposer ces médications et ces traitements, qui ont néanmoins chacun leur mérite et leur opportunité. En les étudiant, nous resterons convaincu que rien ne fait plus de tort aux idées justes que leur exagération et le raisonnement poussé à l'extrême, qu'avec un peu de mesure et de sens clinique on peut tirer d'heureuses conséquences de leur point de départ.

MÉDICATION ABORTIVE

Peut-on juguler la fièvre typhoïde?

Puisqu'elle est produite par l'introduction d'un poison dans l'économie, on peut supposer qu'une évacuation active puisse en troubler la présence et surtout l'évolution ; c'est ainsi que beaucoup de médecins ont cru rencontrer dans le *vomitif* administré dans les premiers jours un moyen abortif, et d'autres l'ont cherché dans les *purgatifs* répétés et énergiques.

Ou ces praticiens fortunés n'ont eu affaire qu'à des synoques, ce qui est le plus probable pour les cas jugulés, ou ils ont eu le bonheur de modifier la marche de la maladie et de la rendre fièvre atténuée, ce qui est un bienheureux succès.

La fièvre typhoïde incube plusieurs jours, puis elle évolue presque typiquement et pas plus que la variole, la scarlatine, etc., elle ne peut être arrêtée court. Comme le dit fort bien le professeur Jaccoud, ce sont les formes abortives qui font les traitements abortifs.

Ne reste-t-on pas étonné quand, à propos de fièvre typhoïde, on entend un professeur de faculté, médecin consommé par l'expérience (M. Pecholier), annoncer qu'il prévient, qu'il raccourcit, qu'il coupe les fièvres typhoïdes par la quinine aidée des bains tièdes et donnée à haute dose dès les premiers jours?

Quelle foi accorder à des assertions telles que celles-ci : soixante-cinq cas de fièvre typhoïde, aucun insuccès, réduction de la maladie à douze, quatorze ou seize jours ; depuis quatre ans, pas un insuccès? *(France médicale,* 1886, nº 98.)

On se demande sur quel heureux terrain, sur quels organismes complaisants la fièvre typhoïde est allée s'implanter.

Nous croyons davantage au *scrupule* final de ce consciencieux praticien qui craint de n'avoir eu affaire souvent qu'à des synoques ou des formes légères sur lesquelles la propriété antizymotique de la quinine a pu exercer une facile et salutaire action.

Les mêmes remarques s'appliquent aux prétentions du docteur Kalb, de Berlin, qui par un traitement combiné de frictions mercurielles, calomel et opium, puis alcool, fait avorter la fièvre typhoïde. Au huitième jour tout est terminé, la température est normale et la convalescence est déclarée.

MÉTHODE EXPECTANTE & HYGIÉNIQUE

Le traitement de la maladie peut être réduit à une observation active, c'est ce qu'on appelle la méthode expectante. *Expectare*, pris en mauvaise part, c'est l'attente de la guérison ou de la mort sans nulle intervention ; c'est, dans l'ancienneté, la calomnie d'Asclépiade contre le naturisme d'Hippocrate, renouvelée depuis avec une mauvaise foi indigne de la science. La maladie ne pouvant être jugulée, le médecin étant condamné à la voir se dérouler sous ses yeux, se place en observateur de tous les symptômes, il les suit, les surveille et se tient prêt à tout événement ; sa règle de conduite est de s'abstenir à propos et d'agir lorsqu'il convient.

L'expectation n'est donc pas un abandon, une abstention, une méthode contemplative, comme on s'est plu à le dire, mais une attente armée ; elle n'est pas seulement cela, elle est une méthode hygiénique, tempérante, émolliente, physiologique en un mot, sans être franchement médicamenteuse ; elle ne veut rien couper ni tarir, mais elle se contente de diriger ; elle rectifie l'écart des symptômes, prévient les complications, on peut dire qu'elle fait la prophylaxie individuelle des divers appareils et de leurs fonctions, en se servant de l'hygiène, des aliments, des lotions, de la désinfection, etc. C'est la méthode du praticien observateur, celle qui convient à la pluralité des cas qui ne se présentent qu'avec une allure régulière et ne s'exagèrent sur aucun point.

La méthode expectante se rapproche de la méthode éclectique ou d'observation et se confond souvent avec elle par un éclectisme sage qui emprunte à toutes les méthodes, quand son observation l'exige. Elle n'est point une méthode d'avenir, mais elle sera toujours de tous les temps, elle ne sera pas immobile, sachant tenir compte des découvertes nouvelles, tout en restant sous l'accusation d'être une impuissance scientifique.

Les statistiques sont bienveillantes pour la méthode expectante, peut-être parce que les méthodes systématiques ont quelques malheurs en raison de leurs tentatives dangereuses. Nos voisins, les Allemands, qui ont tant critiqué la méthode d'abstention médicamenteuse, se sont abstenus dans l'épidémie de Berlin (1888) de toute tentative de traitement abortif, ils se sont bornés aux stimulants (vin, cognac), à une hydrothérapie douce et à l'alimentation ; la méthode de Brandt a semblé y être tombée de plus en plus en désuétude, du moins comme méthode systématique.

Le repos, le régime diététique, les moyens hygiéniques et les efforts de la nature à eux seuls peuvent amener la guérison, ce que démontre surabondamment l'homéopathie qui ne donne sous le nom de remèdes réels que des atomes chimiques à action complètement nulle.

C'est donc ici que se place la **médication hygiénique**, l'une des plus solides bases de la pratique médicale.

Technique de la médication hygiénique.

α. Le malade sera placé, s'il se peut, dans une *chambre* spacieuse, où régnera une demi-obscurité ; on n'y fera aucun bruit, toute visite, toute conversation, seront éloignées et on évitera ce qui pourra attrister, émouvoir le malade et impressionner ses sens. Le sommeil sera très respecté.

β. L'*air* sera pur, renouvelé plusieurs fois, en évitant toutefois les courants d'air froid. On pourra le rendre désinfecté par des pulvérisations d'acide thymique ou le maintien d'assiettes couvertes d'acide phénique; l'été, on fera des pulvérisations d'eau fraîche ou antiseptiques sur le plancher

γ. Le typhoïde aura *deux lits*, l'un sera occupé le jour, le second pendant la nuit. C'est ce qui nous a été accordé à l'hôpital dans les dernières épidémies. Il en résulte une garantie de propreté et un bien-être très grand éprouvé par les malades. Ils ne seront donc pas renfermés dans des alcôves, de sorte que l'on puisse circuler autour d'eux. On changera souvent le malade de position, la tête sera un peu élevée et les pieds maintenus chauds.

δ. La literie, préservée par une alèze de caoutchouc placée entre le drap et le matelas et lavée régulièrement à l'eau phéniquée, sera renouvelée et désinfectée chaque fois qu'elle sera souillée; on fera de même pour les draps, les linges, ceux de pansement et ceux du corps, en les immergeant dans une eau très chaude, saturée de sel marin ou dans un baquet à solution savonneuse.

ε. Les soins de propreté sont de premier ordre.

Lavages quotidiens de tout le corps, surtout de la peau autour des orifices, avec une éponge et eau tiède aromatisée au phénol ou à l'essence de thym; ces lavages seront renouvelés toutes les fois qu'il y aura souillure. Bain tiède si possible.

ζ. Désencombrer le nez et la gorge, grande propreté de la *bouche*, y passer au pinceau une eau alcaline aromatisée (le bacillus subtilis pouvant se transformer en microbe pathogène); la bouche fuligineuse lavée à l'eau tiède boriquée à 4 %, les lèvres sèches seront enduites de beurre de cacao.

η. Les *excrétions*, expectorations, urines, surtout les *selles* seront reçues dans des vases renfermant une solution phéniquée à 5 %, rapidement enlevées, puis enfouies ou jetées dans des fosses réitérément désinfectées.

θ. Pour le *personnel*, le moins de monde possible, une ou deux gardes de rechange.

ι. La liberté du ventre (2 petites selles en 24 h.) sera maintenue par des lavements quotidiens, aqueux, émollients, etc.

x. Les **boissons**, toujours *peu* à la fois, mais très *souvent*. Eau fraîche, filtrée, bouillie, gazeuse, glacée, à discrétion.

Selon les cas :

Boissons *acides*. Citron, orange, grenade, groseille, ananas, framboise, reinette.
— *sucrées*. Sirops, hydromel, oxymel.
— *aromatiques*. Thé, tilleul, violette, fleurs et feuilles d'oranger, café.
— *mucilagineuses*. Gomme, guimauve, lin, lichen.
— *amères*. Camomille, quina, centaurée, écorce d'orange.
— *astringentes*. Coing, riz, gruau, consoude.
— *féculentes*. Eau panée, salep, céréales mondées.
— *animales*. Décoctés de veau, poulet, grenouille.
— *vineuses*. Vin coupé, rouge, blanc, champagne.

Tisanes vulgaires. Orge, guimauve, réglisse, raisins de caisse. *Ptisane* d'Hippocrate, préparation faite avec orge gonflée dans l'eau, séchée au soleil, battue pour en chasser l'écorce et réduite en farine, bouillie ensuite dans quinze à trente fois son poids d'eau, avec un peu de vinaigre, huile et sel ; sa consistance est variable, elle remplaçait les repas légers.

λ. Les **aliments**. Très légers, comprenant selon les cas :
Lait frais, coupé, cru, bouilli.
Bouillons maigres, légumineux ; gras, animaux.
Potages, fécules, pâtes, pain, œufs, poudre de viandes.
Aliments légers, œufs, poisson, féculents, grenouilles.
Après fièvre et diarrhée, viandes blanches, hachis.

μ. Abstinence de pâtisseries, charcuterie, salaisons, crudités, salades, fruits (moins les pulpes très homogènes).

MÉDICATION ANTIPHLOGISTIQUE & ÉMOLLIENTE

L'école de Broussais avait fait de la fièvre typhoïde une maladie d'irritation puis d'inflammation (entéro-mésentérite), et fidèle à son principe, sa médication était spoliatrice et antiphlogistique.

Bouillaud, l'un de ses continuateurs, avait institué le traitement par les *saignées suffisantes*, avec une formule particulière pour les cas graves, moyens et légers, et sa clinique (*Clinique médicale de la Charité*, 1837) renferme des résultats surprenants. On peut dire que tous les praticiens ont toujours été étonnés de la confiance qu'un si illustre maître montrait à sa méthode qui n'a eu de succès qu'entre ses mains, et d'autant plus suspecte que les résultats sont plus merveilleux et plus en désaccord avec ceux des autres médecins.

Forget, un des derniers représentants convaincus de la nature inflammatoire des accidents typhoïdes, repousse les formules et s'en tient aux indications fournies par les symptômes; il ne saigne que dans le premier septénaire et encore lorsque le pouls est fort, résistant, la réaction intense et la forme inflammatoire.

On comprend qu'après Broussais et les exagérations de son école, les plus grands noms aient été portés à réagir, tels : Laennec, Récamier, Chomel, Louis lui-même, Gueneau de Mussy, etc. L'école physiologique était allée trop loin, elle avait rendu un immense service en démontrant l'importance capitale des altérations anatomiques, mais elle avait dépassé le but en en faisant toute la maladie qu'elle ramenait à une simple inflammation des organes abdominaux.

Pour une maladie de nature infectieuse (actuellement microbienne) d'allure adynamique, la saignée semble inopportune et dangereuse en principe. Mais la repousser sans restriction serait peut-être une faute.

Un thérapeute moderne bien distingué (M. Dujardin-Beaumetz) reconnaît que la saignée est un puissant dépresseur de la température, qu'il n'en est pas de plus puissant et de plus efficace, surtout en voyant ce qui se produit dans certaines pyrexies. Lorsqu'il survient une hémorragie abondante dans le cours de la fièvre typhoïde, la température baisse d'une manière souvent durable, et on s'étonne que Lorain ait pu considérer cet abaissement comme illusoire et passager. « On est tenté de se demander s'il ne serait pas bon de revenir à la pratique des » émissions sanguines comme le faisaient nos pères. » *(Leçons de clinique*, 1888.)

Peut-on avec nous admettre comme fondées les observations de céphalalgie intense surtout au premier septénaire, d'insomnie douloureuse, de douleurs abdominales violentes, d'épistaxis réitérées chez des sujets vigoureux, soulagées ou disparues par la saignée ou des sangsues; des congestions pulmonaires actives avoir cédé à des ventouses?

En thèse générale, comme méthode, les émissions sanguines sont à réprouver: comme moyen accidentel, elles sont à utiliser quelquefois: la saignée toujours modérée doit être employée seulement pour répondre à une indication précise au début, lorsqu'il y a pléthore; et tirer moins de sang qu'il ne convient plutôt que de pécher par action contraire. Quant aux sangsues sur l'abdomen, sur la fosse iliaque, aux mastoïdes, contre la douleur de ventre, la céphalalgie, le délire, elles peuvent être quelquefois très salutaires sans avoir d'influence sur la marche générale de la maladie.

Méthode émolliente. — Au-dessous des moyens antiphlogistiques nous devons ranger ceux dits émollients, tempérants et même calmants, qui combattent à leur tour dans une mesure le principe d'irritation tant sur l'innervation locale que sur la vascularisation des tissus. Ce sont les bains, topiques, lotions, lavements, fomentations, etc.

Technique de la médication antiphlogistique et émolliente.

α. *Saignée générale.* — Phlébotomie. — Ne sera employée qu'exceptionnellement dans le premier septénaire, chez les individus sanguins, avec une indication précise : congestion, inflammation, symptômes cérébraux graves : la saignée sera exploratrice pour ainsi dire.

β. *Saignée locale.* Sangsues, ventouses scarifiées. — En petit nombre et surveillant l'écoulement, s'il y a douleur vive par la pression à l'épigastre, l'ombilic, la région iléo-cœcale, application à l'anus contre la douleur diffuse généralisée de l'abdomen avec congestion torpide du cerveau.

γ. *Boissons* mucilagineuses, tisanes vulgaires, limonades végétales (page 110), petit-lait. Émulsions.

δ. *Bain tiède* suppléant les émissions sanguines, abaisse la température, ralentit le pouls, ne fatigue pas, calme, aide au sommeil et procure une sédation plus générale et plus durable; au son, à l'amidon, gélatine; durée, trois quarts d'heure à une heure. Température, de 30 à 35°; tous les jours ou tous les deux jours; les contre-indications sont l'hémorragie intestinale et l'adynamie profonde.

ε. *Bain tiède prolongé*. Durée, quatre à six heures, une à deux fois par jour. Température, 31°, ramener celle du corps à 37°; le renouveler lorsqu'elle remonte à 38°5. Le bain tiède prolongé est le type des émollients.

ζ. *Cataplasmes. Émollients* préparés avec farine de lin, de riz, de céréales, de fécule de pommes de terre, avec feuilles de mauves, guimauve, bouillon-blanc ou leur décocté; préférer l'amidon, la farine de riz, au pain, au lait et au lin. qui s'aigrissent vite, qu'on doit renouveler fréquemment quand ils font naître sur la peau des éruptions érythémoïdes.

η. *Cataplasmes calmants* préparés avec décoctés de pavot, jusquiame, belladone, morelle, arrosés de 30 à 50 gouttes de laudanum.

θ. *Fomentations* humides et chaudes, remplaçant les cataplasmes devenus gênants par leur poids. Tissus tomenteux de laine ou de coton imbibés de solutés, d'infusés ou de décoctés émollients ou calmants; recouvrir de taffetas ciré et renouveler souvent.

ι. *Embrocations* ou fomentations huileuses. Huile de camomille camphrée, huile d'amandes douces, huile d'anis, huile phéniquée, 2 %. Baume tranquille, huile chloroformée. La glycérine rancit moins que les huiles.

κ. *Lavements* à l'eau tiède, préalablement bouillie, mucilagineux, amidonnés, demi lactés, en petite quantité pour être absorbés.

MÉDICATIONS ANTITHERMIQUE & ANTIPYRÉTIQUE

La théorie thermique de la fièvre a enfanté une médication systématique qui est la passion de quelques écoles, c'est un entraînement que ne peut détromper l'observation

de tous les jours démontrant : que l'antithermie abaisse
effectivement la température, sans l'empêcher de remonter
toujours et de suivre sa marche quand même : que ce n'est
pas la chaleur qui fait la fièvre, mais bien la fièvre qui fait
la chaleur, qu'elle est un effet et non une cause : que
se préoccuper uniquement de la chaleur fébrile et trouver
dans l'excès de calorique toutes les raisons symptomatiques de la maladie, c'est s'obstiner à ne s'adresser qu'à un
élément du mal à l'exclusion de tous les autres. En raison
de cette doctrine, les adeptes ne voient qu'une méthode,
celle qui soustrait le plus de calorique ou qui en diminue
les agents générateurs.

L'idée de l'hyperthermie a donc inspiré les médications
antithermique et antipyrétique, qui se confondent en se
prêtant un mutuel appui pour agir sur la production même
de la chaleur ou pour en favoriser l'élimination. Il faut reconnaître, pour être juste, que si elles n'agissent pas radica-
lement, elles ont une utilité réelle indiscutable, une action
d'épargne très importante à utiliser. Trois maladies en ont
jusqu'ici bénéficié à des degrés divers, le rhumatisme
cérébral, la scarlatine, la fièvre typhoïde. En dehors de ces
trois maladies, je ne vois plus même leur absolue nécessité.

La méthode renferme deux ordres de moyens : les réfrigérants et les agents internes.

Les réfrigérants ou l'application de l'eau froide, en
lotions, en bains, ou par le procédé intermédiaire des affusions ou de l'enveloppement, sont préférables de beaucoup
à la méthode des agents internes ; mais, comme tout procédé thérapeutique actif, la réfrigération a sa puissance,
sa puissance fait son danger comme elle fait sa vitalité ;
elle ne convient pas à tous les sujets, aussi doit-on se guider sur cette proposition : « la tolérance pour un médicament ou une médication est proportionnelle au besoin
qu'on en a. » On ne doit donc pas l'imposer ou la prescrire

impérativement, sinon peut-être dans l'indication suprême que commande la gravité des troubles nerveux.

Les antipyrétiques internes comprennent : la quinine, dont nous traiterons à part : la digitale, l'alcool, l'acide phénique, l'acide salicylique, l'antipyrine, l'acétanilide, la thalline, la kaïrine, etc. Toutes ces substances sont des poisons, et d'autant plus dangereux qu'ils sont plus puissants, néanmoins à des degrés différents. Leur administration est toujours un empoisonnement qui, suivant la dose ou mieux l'idiosyncrasie, peut refroidir le malade et le refroidir jusqu'à la mort.

Acide phénique. — Administré à dose suffisante chez un fébricitant quelconque, l'acide phénique abaisse la température de 2 à 3° en deux heures : rougeur de la face, sueurs généralisées, pouls ralenti et ramolli, sédation du système nerveux. Mais tout cela n'est que temporaire, et la température reprend rapidement son maximum en ramenant avec elle les symptômes qui avaient disparu en partie. L'effet indéniable sur la température est quelquefois énorme, à ce point qu'on a pu craindre la mort par collapsus. Il est probable que l'hypothermie dépend en partie des sueurs abondantes et de la suractivité circulatoire périphérique. La réascension, une heure et demie après, s'accompagne d'ordinaire de frissons et d'un degré de cyanose. Du reste, le mode d'agir interne de l'acide phénique n'est pas connu.

M. Macquart, pour lequel la température est tout, trouve à l'acide phénique des effets très nets dans les fièvres typhoïdes moyennes : atténuation de tous les symptômes, sans que la durée de la maladie soit diminuée. Dans les cas graves, amendement des accidents, soulagement du malade, même durée de la maladie, ce qui prouve qu'il n'est pas antiseptique.

Le docteur Ramonet, en Afrique, préconise la phénothérapie en lavements, il en obtient de bons résultats en y associant les toniques, elle est surtout très commode pour les armées en campagne ; les congestions pulmonaires et la cachexie phéniquée sont des accidents éloignés, la convalescence seule est une période de dangers.

On fait bien des reproches à cette médication ; plusieurs la proscrivent, la trouvant dangereuse ; on lui reproche d'agir comme un poison sur le système nerveux, et d'amener à la longue des désordres graves : des phénomènes d'intoxication ont pu éclater subitement par suite de son accumulatio.1. (Damaschino.) Aussi doit-on, dans la crainte de collapsus, craindre l'introduction trop rapide d'une quantité d'acide, on doit toujours en fractionner la dose. Des convulsions se sont produites pour des doses massives et brusques ; il faut donc être prudent et redouter une erreur d'administration qui pourrait être cause de morts subites. (Docteur Faure, de Lyon, deux cas.) Des malades ont succombé à des congestions ou des engouements pulmonaires expliqués de diverses manières, altération du sang, coagulations, stases asphyxiques. (Dujardin, Beaumetz, Ramonet, Dreyfus, Brissac.) Les troubles de l'hématose qui ont de si terribles effets sont donc à craindre.

L'élimination de l'acide phénique se fait par les urines rendues noires ; les reins ne sont pas malades, l'albuminurie n'est pas plus marquée qu'avec les autres traitements ; vers la fin, il y a polyurie, c'est à ce déclin et surtout pendant la convalescence qu'on doit craindre sa toxicité. Les vomissements en ce cas sont fréquents, aussi bien par l'administration rectale que par la voie stomacale. Est-ce une action réflexe comme le veut M. Macquart ? est-ce une intoxication, est-ce un fait de la susceptibilité ?

Avec tous les praticiens, nous avons tout d'abord accordé à l'acide phénique une confiance qui n'a pas été légitimée. Les lavements phéniqués, n'atteignant pas les ulcérations intestinales et n'agissant pas comme topiques, désinfectaient seulement les fèces et les rendaient moins nocives, mais en raison de la dose modérée avaient peu d'action antithermique. Nous avons eu même des effets fâcheux produits par des lavements de cinquante centigrammes, selon un mode qui nous arrivait des hôpitaux de Lyon. Chez un idiosyncratique, j'ai eu à regretter ce traitement, l'autopsie nous a révélé une irritation notable, presque inflammatoire du gros intestin, irritation qui avait été une source de douleurs mal interprétées pendant la vie du malade. (Saint-Denys, n° 37, 1886. *Journal de la clinique.*)

Acide salicylique et **salicylates** de soude, bismuth, etc., médication étudiée par Vulpian, Sorel, Desplats, Hallopeau, avec des quantités variables. Une dose double de celle du sulfate de quinine est nécessaire pour produire un effet antipyrétique tardif et peu durable. Ce médicament est sans action sur le pouls, mais il agit sur les centres nerveux (bourdonnements, sueurs, collapsus). Au lieu de paralyser la désintégration et l'oxydation, l'acide salicylique les augmente. Les matières solides s'élèvent dans les urines à soixante-huit grammes au lieu de quarante-neuf, et l'urée à seize grammes au lieu de neuf. (Robin.)

En Allemagne, où l'on ne doute de rien, le malade d'hôpital étant un sujet en expérimentation, six, douze et quinze grammes par jour de salicylate ont produit des effets déplorables (dyspnée, hémorragie intestine, pulmonaire, cutanée et accidents cérébraux).

En résumé, la fièvre typhoïde traitée par les salicylates ne serait influencée d'une manière heureuse ni dans ses symptômes, ni dans sa durée, ni dans sa terminaison. (Dujardin-Beaumetz, Vulpian.)

On comprend que je n'aie jamais été tenté de l'employer.

Antipyrine. — Ce médicament, dans le principe, nous a inspiré beaucoup de répugnance pour le traitement de la fièvre typhoïde : les sueurs abondantes qu'il provoquait

dans d'autres maladies aiguës, l'affaiblissement marqué
des forces après son administration, les exemples de collapsus dangereux recueillis chez des enfants, nous tenaient
en grande suspicion. Depuis ces dernières années, l'antipyrine est-elle mieux préparée, est-elle autre qu'à ses
débuts? Nous n'observons pas les menaces d'accidents qui,
dans le commencement, la faisaient réserver pour des cas
spéciaux, elle nous rend même des services signalés, et
nous en avons fait un usage presque quotidien dans nos
dernières épidémies de 1888 et 1889.

Par l'antipyrine, on peut sans danger apporter une modification profonde au processus fébrile, et cela d'une manière supérieure à la quinine, aux salicylates et à l'eau
froide. C'est donc un antithermique puissant. C'est en agissant sur le thermo-inhibitoire, en régularisant la chaleur,
dilatant les vaisseaux sanguins de la peau, augmentant
leur circulation qu'elle abaisse la température; mais d'après
Livron et Renaut, elle ferme le rein et l'annule s'il est malade; elle troublerait par ce fait les sécrétions, et on sait
que l'intégrité de ce système est essentielle pour la cure
des maladies aiguës, d'où l'obligation de surveiller les
urines au point de vue de la quantité émise en vingt-quatre
heures.

M. Mollière a rapporté des faits d'accidents hémorragiques, des intoxications. Comme d'autres praticiens, nous
pourrions en signaler quelques-uns : une chute rapide de
la température, descendant de 2° à 4° en une ou deux heures;
un état demi-syncopal ou collapsus avec transpiration surabondante et glacée, une situation inquiétante, mais non
mortelle. (Saint-Denys, n° 33. *Journal de clinique*, 1889.)

Ces faits sont rares, et il n'y a pas de comparaison à établir entre le peu de fréquence des accidents et l'immense
quantité de malades qui prennent l'antipyrine.

En dehors des accidents, il est un phénomène propre à
son administration que l'on rencontre quelquefois : c'est

une éruption spéciale, souvent éphémère, de forme rubéolique, à plaques isolées ou agglomérées, représentant assez bien le *rach* de certaines fièvres éruptives anormales, et se terminant quelquefois par une légère desquamation furfuracée. Elle siège surtout à la face, au tronc, aux membres, plus particulièrement à l'avant-bras, aux poignets et au dos des mains ; la plante des pieds et la paume des mains sont toujours épargnées, sa durée est de deux à dix jours ; jamais nous n'y avons constaté d'ecchymose concomitante, mais nous avons été surpris de la trouver aussi après la cessation du médicament.

On reconnaît à l'antipyrine une propriété *hémostatique* qui serait loin de la contre-indiquer dans les dispositions hémorragiques, au contraire, elle produirait l'hémostase à la fois par constriction vasculaire, par rétraction des tissus et par action directe sur le sang, c'est-à-dire par coagulation. L'état de putridité des liquides ne la contre-indiquerait pas non plus, puisqu'elle a un pouvoir *antiseptique*, le sang mêlé à l'antipyrine résiste longtemps à la putréfaction.

L'antipyrine est donc une substance active, et comme telle, elle commande de la prudence et un maniement éclairé. On doit commencer par des doses minimes, tâter ainsi le malade par de faibles quantités, ce qui peut se faire en quelques heures et connaître par là l'idiosyncrasie ou la susceptibilité spéciale de son système nerveux pour cet agent.

Nous commençons par cinquante centigrammes ou un gramme en trois cuillerées de solution d'heure en heure, deux grammes en six cuillerées et en six heures, quelquefois avec du vin ou du café. Jamais nous ne l'avons donné solide, et jamais nous ne nous sommes élevé aux doses conseillées de cinq à six grammes.

Thalline. — Les professeurs Ehrlich et Laquer, en la

recommandant dans le typhus abdominal, n'ont eu en vue
que son action hypothermique réelle, prompte et très énergique. Les professeurs Marigliano à Genève, et Desplats
à Lille, la vantent comme le plus puissant antipyrétique.
C'est cette puissance et sa promptitude qui en font un
agent dangereux pour le dynamisme vital. Elle frappe le
système nerveux, dissout l'hémoglobine du sang et défi-
brinise rapidement les malades. Au reste, elle est délaissée
en France et ne compte de partisans qu'en Allemagne, où
on la place au même rang que la balnéothérapie. Les expériences de M. Jaccoud, rapportées dans l'une de ses cliniques, la jugent sévèrement. Nous n'avons donc point été
tenté de l'éprouver, l'antipyrine ne suffit-elle pas ?

Quant à la *kairine* et à la *résorcine*, sans leur jeter l'ana-
thème comme à la thalline, nous croyons qu'il est coupable
d'expérimenter la première et au moins inutile d'employer
la seconde ; le *veratrum viride* préconisé en Amérique est
trop nauséeux, et l'*aconitine* trop difficile à doser pour être
utilisés comme méthode générale ; l'*alcoolisme* thérapeutique n'est bon que pour les Anglais ; et la *digitale*, plus
française, ne peut être continuée plusieurs jours.

En terminant ce chapitre, je ne peux me résoudre à justi-
fier cette lutte à outrance contre la chaleur et à ne pas être
convaincu qu'en poursuivant sans relâche ce symptôme,
on atteint le principe même de la vie, on ébranle le centre
encéphalique.

Technique des médications antithermique et antipyrétique.

α. *Bains froids.* Réfrigérants les plus actifs qui exigent des procédés d'exécution attentifs et minutieux. On trouvera tout ce qui
les concerne au traitement par la méthode Brandt-Glénard.

β. *Lotions froides.* Calment le système nerveux, ne fatiguent pas
et abaissent la température de 0°5 à 0°8 ; avec éponge trempée
dans l'eau froide aiguisée de vinaigre aromatique, lotion rapide
sur tout le corps, particulièrement sur le tronc ; enveloppement

dans une couverture de laine ; opération répétée cinq à dix fois par jour.

γ. *Affusions froides.* Tout en abaissant la température, agissent surtout en imprimant à l'organisme une vigoureuse excitation ; l'énergie du cœur, celle des centres nerveux et respiratoires se trouvent augmentées. Le malade assis dans une baignoire, on verse l'eau à l'aide d'un seau sur ses épaules, de manière à ce qu'elle tombe en larges nappes, à une petite distance de la tête que l'on voudra le plus souvent épargner ; durée de l'affusion, deux à cinq minutes ; température de l'eau, 17° à 28° ; enveloppement dans la laine, chaleur aux pieds, bouillon et vin coupé.

δ. *Enveloppement mouillé.* Moyen énergique, passible des mêmes reproches que la méthode Brandt-Glénard. Le malade est serré dans un drap mouillé et froid, puis dans une couverture de laine. Au bout de six à huit minutes, sur un lit voisin, nouvel enveloppement de même durée. La séance comprend de quatre à six applications.

ε. *Bains prolongés progressivement froids* (procédé Bouchard). Bain à 2° au-dessous de la température notée chez le malade, toutes les dix minutes, abaissement du bain de 1° pour arriver à 30° ; durée, une heure à une heure et demie ; à renouveler six à huit fois dans les vingt-quatre heures.

ζ. *Lavements froids.* 200 gr. d'eau à 10° ou 15° abaissent la température et le pouls. Les lavements d'un litre à 5° toutes les trois heures, selon le conseil de Foltz, provoquent des contractions intestinales et des expulsions fécales, ils exposent aux hémorragies et aux syncopes.

η. *Matelas à eau.* Appareil commode, très utilisé et étudié par le docteur Parizot, de Nancy, sorte de bain frais continu, maintient la température abaissée. Température modérée, le trop de froid étant très désagréable aux malades.

θ. *Diète hydrique.* Eau fraîche donnée à discrétion pendant huit à dix jours, avec diète absolue ; réfrigérant interne recommandé par le docteur Luton, l'instigateur de cette méthode, qui croit naïvement procurer aussi par là l'inanition du parasite.

ι. *Bains tièdes prolongés.* Emollients aussi utilisés comme réfrigérants. 31° plusieurs heures, descendu à 28° et 26° ; maintenir à ce degré si la température du malade persiste à 39 et 40°, à moins d'intolérance ; le donner court si le malade fatigue d'un long séjour. Au sortir de l'eau, enveloppement de laine, pieds chauds, bouillon et vin.

χ. *La quinine.* (Voir le traitement spécial par la quinine.)

λ. *Acide salicylique*. Absolument contre-indiqué par la faiblesse du cœur, les déterminations reinales, les accidents cérébraux et thoraciques et chez les alcooliques. Celui qui croira devoir l'employer se servira surtout du salicylate de soude, qui est soluble.

    Pr. Salicylate de soude,   4 à 8 gr.
        Eau,   60 gr.
        Sirop simple,   40 gr.
        Alcool bon goût,   20 gr.
par cuillerée toutes les trois ou quatre heures.

μ. *Acide phénique*. Tâter la susceptibilité du malade; suspendre aussitôt le signe de saturation constatée, c'est-à-dire la mélanurie; doses toujours fractionnées.

L'injection sous-cutanée a des inconvénients locaux qui obligent à la repousser.

Par l'estomac, dans beaucoup de liquide en raison de son action irritante. Son odeur masquée par l'essence de citron. Dose de 25 cent., répétée s'il y a tolérance ou absence de nausée, ce qui est rare.

    Pr. Acide phénique cristallisé,   2, 4 et gr.
        Alcool à 90°.
        Eau de citron,   100 gr.
        Sirop simple,   100 à 150 gr.
        Eau, q. s. pour un litre.
A prendre de trois en trois heures par 100 à 130 gr.

La *voie rectale* presque seule à utiliser. Si muqueuse saine, absorption rapide; la diarrhée n'est pas une contre-indication.

    Pr. Acide phénique cristallisé,   25 cent.
        Décocté de guimauve,   150 gr.
        Alcool, q. s.
        Laudanum, X à XX gouttes,
pour 1/4 lavement froid.

Si accidents d'hypothermie ou de collapsus, lavage du rectum et lavement avec vin et alcool.

ν. *Antipyrine* ou *analgésine*. S'administre en *injection sous-cutanée*.

    Pr. Analgésine,   10 gr.
        Eau de laurier-cerise,   20 gr.
Chaque centimètre cube contient 50 cent.

Potion. Pr. Analgésine,   2 gr.
        Eau distillée,   70 gr.
        Sirop de menthe,   20 gr.
à prendre d'heure en heure ou de deux en deux heures.

Cachets. De 25 à 50 cent. jusqu'à 1 à 3 gr.
Lavement. Pr. Analgésine,   2 gr.
          Jeaune d'œuf n° 1.
          Eau tiède,   130 gr.
          Laudanum, VI à VIII gouttes.

Si accidents, collapsus, demi-syncope, transpiration froide, grog, chaleur aux membres, injection sous-cutanée d'éther.

MÉDICATION ANTISEPTIQUE

M. Pasteur, en découvrant les agents des fermentations dans chacune d'elles, a accompli une incomparable révolution scientifique qui a changé de fond en comble toutes les données acceptées. Pour la médecine surtout, c'est un changement radical dans l'étiologie des maladies, leurs causes intrinsèques même, c'est conséquemment une révolution de premier ordre dans le domaine de la thérapeutique.

Le microbe, cause première de toutes les fermentations, de tous les désordres, agent nécessaire de la plupart des maladies, est l'ennemi à combattre. Pour la fièvre typhoïde, que sa cause soit souvent et primitivement spécifique ou, comme nous le pensons, qu'elle ne fasse quelquefois que le devenir, elle est toujours un germe, un produit de fermentation, et par ce fait un micro-organite morbide. Le moyen de combat logique, indubitable en son action, serait celui qui détruirait le microbe ou l'empêcherait de pulluler et alors l'idéal thérapeutique par excellence serait réalisé.

Mais jusqu'ici, quoi qu'on affirme, on n'est pas irrévocablement fixé ; il y a tant d'agents microbiques : le bacille *spécial* d'Eberth, de Mayer, de Friedlander, que l'on a cultivé, reproduit et inoculé assez douteusement, se trouve en compagnie de tant d'autres microbes ! Est-il seul pathogène ? l'est-il même par sa présence seule ?

Nous voyons Salmi. Panum et Bergmann découvrir des alcaloïdes d'origine animale. peut-être résultats de la vie propre des microbes ; M. Gautier les appelle *ptomaïnes*, il les considère comme des bases vénéneuses pour le système nerveux provenant de la fonction générale des tissus, s'éliminant par les urines ou comburées dans le sang et détruites par le foie. Nous rencontrons aussi dans l'intestin des produits dangereux, dérivant de modifications biliaires. de putréfactions azotées ou fécales qui. résorbées, engendrent une intoxication, source des complications typhoïdes, de ces troubles secondaires qui semblent indépendants de l'infection : tels les désordres atacto-adynamiques dont les causes doivent résider dans la présence des poisons nés dans l'organisme même.

La présence du bacille ne donne donc pas la clef de tout l'appareil symptomatique de la fièvre typhoïde. Les recherches qui se poursuivent sur ce point sont immenses ; les laboratoires affirment. les cliniques doutent encore, pour elles la certitude n'est pas faite, elles reconnaissent bien un agent typhique, mais est-il toujours un microbe unique, connait-on ses mœurs ? Y a-t-il des substances qui soient toxiques pour lui et qui restent inoffensives pour le corps humain ? Arrivera-t-on à l'atteindre ?

On peut et on doit l'espérer. L'antisepsie est théoriquement admissible, donc un jour pratiquement réalisable, le succès appartient à l'avenir.

Pour le présent, armons-nous de l'axiome de Bouley comme une des règles de la pratique :

« *Étant donnée une maladie contagieuse. rechercher l'agent modificateur qui peut rendre le milieu organique impropre à la culture, c'est-à-dire à la pullulation de l'élément vivant, ou autrement dit du germe de cette contagion.* »

La méthode antiseptique se recommande donc à la fois comme nécessaire et possible dans la mesure de nos connaissances. Elle est à tenter comme antisepsie générale et antisepsie locale.

Bien des connaissances primordiales nous manquent encore ; aussi, notre confiance dans l'antisepsie des milieux internes doit rester modeste en tant que médication générale, elle ne dispose pas encore de moyens capables d'opérer la stérilisation de l'organisme.

Nous connaissons les voies principales de *pénétration* dans l'économie (voies digestive et respiratoire). Mais après la pénétration, quelle est la durée de l'incubation ? car il n'est point douteux que l'action fermentescible ne se manifeste pas de suite. Cette période variant, il est fort difficile de résoudre cette question si importante pour l'application immédiate des moyens. A quel moment l'*élimination* de ces ferments et de leurs produits ? Quel est leur temps de séjour dans l'économie ? toutes questions qui restent indécises et peu résolues.

Malgré toutes ces inconnues, les antiseptiques sont les seuls moyens capables de modifier les conditions d'existence des micro-germes, d'empêcher leur développement, de rendre inactives les ptomaïnes en atténuant leur effet nocif et transformant le terrain sur lequel ils vivent. Ils sont donc pour nous des agents d'atténuation, ceux véritablement *microbicides* étant réputés jusqu'ici nuisibles, sinon funestes aux malades.

L'antisepsie générale n'étant encore qu'à l'état d'ébauche, force nous reste de nous rejeter sur l'antisepsie locale. Pour la fièvre typhoïde, nous connaissons le foyer d'élaboration des éléments morbides, c'est l'intestin, le problème thérapeutique se résume donc en une **antisepsie intestinale** pratiquée à temps, avant la résorption des produits d'intoxication, et s'il est possible avant les infiltrations interstitielles de ces innombrables agents dans la muqueuse, les ganglions, la rate, le sang même, et avant les ulcérations qui ouvrent une si large voie à ces si nombreux et divers microbes. Il nous faut donc pour cela trouver un agent exerçant le maximum d'action toxique sur les microbes et le minimum d'action perturbatrice sur les cellules de l'organisme humain. Il faut de plus que les vrais antiseptiques intestinaux, tout en s'opposant à l'évolution des micro-germes, ou en les fixant, soient capables de diminuer la toxicité des matières fécales et des urines, et qu'ils entravent la formation et la résorption de ces produits dangereux, source aussi d'accidents d'empoisonnement.

De nouvelles expériences pratiquées sur les cultures du *bacillus typhosus*, il résulte qu'au moins *in vitro*, il existe des substances capables d'enrayer toutes ces évolutions, mais de ce qui se passe dans un verre peut-on conclure à ce qui se produit dans le milieu si complexe de l'organisme? Nous verrons cependant que par la clinique on est arrivé à la découverte de quelques moyens.

Il est des propos plutôt que des objections qui impressionnent volontiers le praticien : on vise le microbe, a-t-on répété, on atteint le malade : on aimerait certainement à toucher le microbe, mais ce n'est pas ce que l'on tente, on cherche à créer un milieu réfractaire à sa germination.

L'antiseptique peut-il arriver à l'agent infectieux sans être décomposé et rendu inactif? On peut faire cette objection à toute médication, ces raisons et d'autres expliquent pourquoi tant de médecins n'adoptent point encore l'idée antiseptique. Cette idée est cependant tellement logique, elle frappe assez le sens commun pour que l'esprit ne cesse de s'incliner vers cette route. Les tentatives qui ont déjà donné quelques légers résultats commandent la persévérance et l'obstination dans la poursuite de cette voie. MM. Bouchard, Ch. Robin, Legroux, Grancher, sont les médecins dont les recherches thérapeutiques sur l'antisepsie ont été le plus suivies et le plus appréciées.

Les moyens antiseptiques les plus recommandables sont, jusqu'ici :

Le sulfate de quinine.

Les préparations mercurielles.

Les préparations salicylées et phéniquées.

Le charbon.

L'iodoforme.

Les naphtols.

Le **sulfate de quinine** est employé largement en pratique typhoïque, comme antiseptique et à d'autres titres, il fait l'objet d'une médication spéciale.

Le **charbon** a été naturellement le premier signalé comme diminuant la toxicité des ferments et de leur sécrétion alcaloïde. A la dose de cent grammes, mêlé à la glycérine, M. Bouchard constate le retour de la langue à l'humidité et à la mollesse, la diminution dans le ballonnement du ventre, par son usage la face redevient plus claire, le teint terreux s'amoindrit. Nous avons nous-même très souvent employé le charbon, non en méthode générale, mais comme adjuvant, à grandes doses contre le météorisme de l'estomac surtout, quand une diarrhée abondante n'était point à craindre, il a calmé la douleur de tension des viscères, décoloré et désodorisé quelque peu les matières fécales, mais la difficulté de le faire prendre aux malades nous l'a fait abandonner.

Le charbon n'étant qu'un simple désinfectant, il a fallu lui adjoindre l'élément antiseptique. M. Bouchard l'associe alors à l'**iodoforme,** avec cette association les selles deviennent inodores et, dit-on, perdent aussi leur toxicité. On reproche à l'iodoforme de favoriser la dégénérescence graisseuse du foie, du cœur et des reins dont il diminuerait la sécrétion. Nous ne pouvons dire ce qu'il y a de fondé dans cette accusation, nous savons qu'à petite dose (vingt-cinq à trente centigrammes), seul ou uni à quelques astringents, il est fort utile dans la diarrhée profuse et fétide. Plus tard, la naphtaline devint l'adjonction du charbon, et enfin le *naphtol* fut réputé l'antiseptique tout particulier de l'intestin.

Nous le redisons de nouveau, tous ces mélanges, considérés comme les topiques des ulcérations intestinales, sont trop difficiles à faire accepter des malades, on est obligé de lutter avec eux, ce qui force à élever les doses et à les moins fractionner, d'où des troubles digestifs, circulatoires et nerveux.

M. Bouchard a eu alors l'heureuse inspiration d'associer le **naphtol** et le **salicylate de bismuth**, préparation doublement antiseptique, et en outre antidiarrhéique. Son défaut serait même de disposer à la constipation, inconvénient dans le traitement de la fièvre typhoïde, mais facile à lever en l'associant à la magnésie. Expérimenté par beaucoup de cliniciens dont je ne citerai que les docteurs Legroux et Petresco, il est préféré à tous les antiseptiques internes proposés ; il est inoffensif et semble n'agir que sur les sécrétions et produits intestinaux en neutralisant leur action nocive, ce que l'on peut constater par la désinfection des fèces qui accompagne son usage.

Le **salol** a été présenté comme succédané du naphtol, à la dose d'un à quatre grammes par jour, il serait antiseptique au même titre, et pendant qu'on y est on lui trouve les propriétés antithermiques et antipyrétiques. Pourquoi changer le naphtol qui a fait ses preuves ?

A l'antisepsie interne se rapporte l'administration de **l'acide phénique,** qui fait aussi le sujet d'un traitement spécial. Comme antithermique on s'en est fort engoué, et aussi comme antiseptique général et local ; il conserve encore à juste titre une partie de sa réputation ; mais il faut se rappeler qu'il n'occupe que le troisième rang des antiseptiques d'après les expériences de Miquel, qu'il en faut trois grammes cinquante centigrammes pour détruire les bactéries d'un litre de bouillon et qu'il a une très douteuse action sur l'infection dont il ne modifie pas l'évolution, ou bien il faudrait l'employer à des doses fortes, toujours toxiques, fort irritantes, il peut même s'emmagasiner chez les sujets à tolérance et produire des accidents généraux, son maniement exige donc de la prudence.

Il est encore d'autres antiseptiques, on peut même dire que tous les antithermiques sont antiseptiques, que la plupart des spécifiques sont des antiseptiques, à leur tête les préparations mercurielles.

Le **calomel,** ce remède par excellence des Anglais qu'ils emploient aussi dans la fièvre typhoïde, a été repris magistralement par M. Hallopeau dans une formule récente, composée de calomel de salicylate de soude et de sulfate de quinine, traitement que nous n'avons pas tenté.

Serres, d'Alais, nous a donné avec le **sulfure noir de mercure** un traitement dont j'aurai à reparler par expérience. Becquerel avait adopté les **frictions mercurielles** jusqu'à salivation prompte. MM. Salet et Bouchard ont aussi donné le calomel à doses fractionnées jusqu'à salivation ; c'était là de la vraie antisepsie générale, les résultats ont d'abord paru surprenants, la maladie était domptée, mais les accidents consécutifs, stomatite, débilité, anémie, myocardie, hémorragies, convalescence interminable ne permettent d'y avoir recours qu'avec beaucoup de réserve. Je n'ai point osé mettre cette méthode en pratique, je ne peux la juger.

Technique de l'antisepsie intestinale.

α. Maladie confirmée ; les purgatifs (sels, calomel) ont préalablement chassé une partie des matières intestinales ; c'est le moment de l'antisepsie. *Naphtol.*

Si diarrhée, moyenne intensité :

Pr. Naphtol β, 2 à 3 gr. en dix paquets.

Un chaque heure ou chaque deux heures.

Si diarrhée abondante :

Pr. Naphtol β,
Salicylate de bismuth, } αα 2 gr.

en dix paquets, à prendre en vingt-quatre heures.

Si constipation :

Pr. Naphtol β,
Salicylate de magnésie, } αα 2 à 3 gr.

en dix paquets, à prendre en vingt-quatre heures.

Tous les trois ou quatre jours, renouveler 15 gr. purgatif salin.

Tous les jours ou deux jours, demi-lavement froid phéniqué à 20 ou 25 cent.

Le *salol* peut remplacer le naphtol, 3 à 4 gr. en vingt-quatre heures.

β. *Calomel.* 40 cent. en vingt doses pour vingt-quatre heures. *Frictions mercurielles* sur l'abdomen, 10 à 15 gr. pendant huit à dix jours ou jusqu'à salivation. (Sorlet, Becquerel.)

γ.   Pr. *Charbon iodoformé*,   100 gr.
Glycérine neutre,   180 gr.

une cuillerée à bouche dans un demi-verre de boisson, toutes les heures. (Bouchard.)

Préparation du charbon iodoformé :

Pr. iodoforme, 60 cent.; éther sulfurique, 130 gr.; charbon végétal, 100 gr.; faire évaporer.

MÉTHODE & MÉDICATION BIO-CHIMIQUE

Malgré la découverte d'un agent microbien, le véritable poison générateur de la fièvre typhoïde reste peu connu. Provient-il des sécrétions bacillaires? la maladie est-elle fabriquée par le patient lui-même? la spontanéité morbide ayant refleuri par des observations bien faites, les pto-maïnes et les leucomaïnes ne sont-elles pas la cause du mal ?

A côté des maladies infectieuses microbiennes ou pasto-riennes, il y aurait donc des poisons venant de l'individu ;

la cellule organique et le microbe agissant tous deux comme des ferments et engendrant des produits vénéneux ; les leucomaïnes déviées, perverties, créant des éléments pathogènes.

Ces considérations ont amené d'éminents praticiens à une méthode générale dite **méthode bio-chimique,** formulée plus particulièrement par M. Robin et qui s'inspire : de la nécessité de diminuer les fermentations toxiques intestinales par l'*antisepsie* interne ; d'accroître la résistance organique et de diminuer la désintégration par les moyens toniques et sustenteurs ; de dissoudre les déchets de la grande désintégration de cette longue période fébrile et de les conduire aux émonctoires, empêchant ainsi leur accumulation ou leur rétension nocive dans l'économie.

Cette méthode iatro-chimique, qui ne demande rien à la température et ne saurait s'inquiéter de l'hyperthermie, se base seulement sur la physiologie et la chimie pathologiques.

Comme méthode systématique ou comme traitement spécial, elle n'est pas entrée dans la pratique, mais elle renferme de précieux enseignements à utiliser, elle est une lumière pour l'explication de beaucoup des symptômes de la fièvre typhoïde.

Technique de la médication bio-chimique.

1° Combattre le poison intestinal.
    Antisepsie interne. (Voir chapitre précédent.)
2° Accroître la résistance organique.
    Alimentation, alcool, vin, bière, café.
    Quinquina extrait, 2 à 4 gr.
    Ou sulfate quinine, 50 cent. par jour, en deux fois.
3° Dissoudre les déchets de désintégration.
    Acide benzoïque. Pr. Julep gommeux,   125 gr.
                Acide benzoïque,   2 gr.
                Alcool, q. s.

Benzoate de soude. Pr. Benzoate de soude,   3 à 4 gr.
                    Eau de tilleul,   100 gr.
                    Eau de fleur d'oranger,   15 gr.
                    Sirop,   30 gr.
Inhalations d'oxygène, lotions froides.
4° Eliminer ces déchets.
    Par la peau : boissons abondantes, diaphorétiques.
    Par les reins : petit-lait nitré, diurétiques doux.
    Par l'intestin : laxatifs.

TRAITEMENTS SPÉCIAUX

TRAITEMENT SPÉCIAL PAR LES BAINS FROIDS
(Méthode Brandt-Glénard)

M. Glénard, de Lyon, est, en France, le promoteur
ardent et convaincu du traitement exclusif par les bains
froids. La méthode de Brandt a trouvé en lui un représentant tellement autorisé, que chez nous, elle est appelée
communément la méthode Glénard ou la méthode de
Lyon.

Etudiant en médecine, enrôlé en 1870 dans un régiment
de ligne, fait prisonnier et interné à Stettin, M. Glénard
obtint l'autorisation de fréquenter les hôpitaux de cette
ville ; il y suivit la clinique de Brandt, où il fut frappé
de ne trouver que des fièvres typhoïdes atténuées, elles
y étaient traitées par les bains froids, selon le mode déjà
annoncé en 1861 par Brandt, un peu amplifié ensuite par
Jurgensen, mais qui revêtait sa formule définitive à l'é-
poque où l'étudiant français rencontrait ces pyrexies
d'ordinaire malignes qu'il voyait transformées d'aspect et
de gravité.

Rentré à Lyon, M. Glénard, alors interne, y retrouve la
fièvre typhoïde classique, il sait entraîner à ses convictions plusieurs médecins qui consentent à se servir du
traitement nouveau. (56 obs., un seul décès.) Une épidémie surgit à la Croix-Rousse, elle sert de seconde

preuve favorable à cette méthode, qui du reste ne s'adresse qu'à deux éléments de la maladie : la température d'abord, l'adynamie ensuite, qu'elle combat en refroidissant, en stimulant et en nourrissant.

On a prêté à M. Glénard cette sentence empruntée à un autre ordre d'idées : « l'hyperthermie, voilà l'ennemi. » Comme nous venons de le dire, la température n'est pas tout pour lui, quoiqu'il reconnaisse au tracé thermique une importance capitale pour l'interprétation de la maladie, pour en mesurer assez exactement le processus morbide et en indiquer souvent la gravité, tracé devenant par là le fil conducteur, directeur et régulateur de la médication.

Quand on a vu M. Glénard à l'œuvre, et nous ne l'avons vu qu'une fois, on est frappé de sa foi d'abord, puis de toutes les garanties de conscience, d'exactitude et même de scrupule qui accompagnent son action.

Ce sont ces qualités qui respirent dans le bel ouvrage qu'il a inspiré à MM. Tripier et Bouveret, ses apôtres, et qui ont entrainé la confiance de nombre de praticiens en position d'oser et de pouvoir mettre en œuvre la formule. Nous en citerions beaucoup, mais un des plus remarquables est M. le docteur Cochez, médecin de l'hôpital de Mustapha, qui a été à même de suivre *avec rigueur* la technique du traitement et de guérir la presque totalité de ses malades (45 sur 46).

Nous développons plus loin la technique du traitement. Exposons ici les raisons du pour et du contre.

Pour réussir par la méthode exclusive des bains froids, il faut l'employer à temps, avant l'arrivée des complications, alors on sera sûr d'être exempt de ces dernières, et d'arriver à guérison. Toute typhoïde qui se complique ou ne guérit, n'aura pas été traitée *méthodiquement* par l'eau froide. Il y a donc nécessité d'intervenir dès le diagnostic posé ou même seulement soupçonné ; si le diagnostic ne peut être posé, du moment que c'est une maladie fébrile, on ne risque point de nuire. C'est donc dès le début de l'affection que la formule exclusive est le mieux adaptée et le plus certainement efficace. C'est à cette période initiale qu'elle donne tout ce qu'elle peut donner, quoique à une période avancée, elle peut encore être très favorable. Les bains froids ne sont *utiles* qu'aux malades offrant une température de 38°5 à 39°, leur indication *formelle* est l'existence d'un *plateau*, avec la haute température de 40° et au-dessus, surtout à la fin du premier ou au commencement du second septénaire. Ils produisent, outre un abaissement de température, une amélioration rapide des phénomènes nerveux (délire, troubles graves) et même, sans la présence d'une très haute température, ils sont héroïques contre ces manifestations redoutables, l'ataxie menaçante et contre la haute pyrexie adynamique. Tout le monde en convient.

Le bain froid abaisse le pouls très fréquent, par exemple, lorsqu'il est à 120, signe très sérieux qui, accompagné d'un dicrotisme, est l'indice d'un épuisement nerveux. Il excite la sécrétion urinaire, les oxydations et l'élimination des déchets et prévient la néphrite typhoïde, cette lésion de mort qu'on rencontre assez souvent dans les autopsies de typhoïdés. Le rein se trouve par lui ouvert pour toutes les éliminations nécessaires ; l'incontinence fécale est supprimée, les forces se relèvent, la marche de la pyrexie est transformée, la réfrigération activant la combustion et la désintégration, on lui associe toujours une alimentation proportionnée, on ne cesse de nourrir le malade.

Les complications sont très limitées, et il n'y en a vraiment que deux, la péritonite et la perforation. Plus on est expérimenté dans l'exercice de cette médication, moins on en rencontre. Les troubles respiratoire et circulatoire sont même heureusement jugés par la méthode. La menstruation, l'hémorragie intestinale même ne la contre-indiquent point, à moins que pour cette dernière il n'y ait chute de la température, car, sauf ce symptôme hypothermique, elle aurait encore une certaine efficacité.

Si la médication des bains froids a ses partisans et ses enthousiastes, elle a aussi des appréciateurs modérés et des détracteurs.

Les objections les plus vives et les méfiances les plus marquées se signalent dans le camp des opposants, soit au point de vue doctrinal, théorique, comme au point de vue statistique et pratique. On lui reproche d'abord de ne donner son effet efficace que dans les cas de début, au moment où il n'y a encore aucune indication de médication active.

Les difficultés d'application sont très nombreuses, soit dans les hôpitaux, soit dans les familles, où l'on ne trouve ni acceptation, ni les moyens, ni le personnel, ni surtout la constance nécessaire à une administration sérieuse du procédé ; ces questions de commodité et de possibilité deviennent des entraves insurmontables, puisqu'il est de règle de ne pas commencer si l'on est dans l'obligation de suspendre. Enfin, certaines prédispositions individuelles, certains états morbides soupçonnés ou concomitants (tubercule, cardiopathie, albuminurie, etc.) deviennent un sujet de crainte réelle pour le praticien.

Ce sont surtout les *accidents* imputables à la méthode qui sont les armes de combat.

L'accident immédiat le plus redoutable est la *syncope* dans le bain ; sidération de l'action nerveuse, absence de puissance réactionnelle. Ce collapsus, s'il s'était présenté souvent, obligerait à une bien grande circonspection. Les partisans de Brandt le signalent à peine.

Il en serait de même de la *mort subite*. A-t-elle été vraiment observée et dégagée des circonstances qui la rendraient justiciable du bain froid ?

Parmi les accidents consécutifs immédiats ou prochains : l'*épistaxis surabondante* et l'*entérorragie*. Nous avons vu que M. Glénard ne trouve dans l'hémorragie intestinale de contre-indication que si la température a éprouvé un abaissement rapide et considérable ; en dehors de cet état extrême, le bain froid serait plus utile que nuisible. Néanmoins, la possibilité de cet accident reste généralement admise et redoutée.

Les *congestions pulmonaires* et les *broncho-pneumonies typhiques* sont des accidents nuls pour les Allemands ; chez nous, ils ont les plus fâcheuses conséquences. M. Glénard affirme que le bain froid ne les provoque point, qu'il prévient au contraire les localisations pectorales, s'il est employé à temps, et qu'il les amende même si elles existent. On peut ici demander pourquoi le traitement réussit mieux en été qu'en hiver? L'*hémoptysie*, fort rare chez les typhoïdés, a été, dit-on, remarquée chez les malades traités par le bain froid.

La persistance de la froideur de la peau et la longue durée de la convalescence seraient des complications éloignées qui ressortiraient de la méthode. Ce qu'on a remarqué assez fréquemment, ce sont les réversions ou rechutes, mais seulement dans les formes légères, dans les fièvres qui semblent avoir été arrêtées dans leur marche, et sur ce sujet, tout le monde est d'accord.

A la fin du traitement par la méthode Glénard, les malades ressentent des douleurs vives dans les membres inférieurs, douleurs réelles signalées par les partisans de la médication. Les uns les éprouvent aux pieds, aux jambes ou à ces deux places en même temps, quelquefois continues avec exacerbations, d'autres fois rémittentes ; ces douleurs apparaissent après l'usage d'un très grand nombre de bains et disparaissent sans laisser de trace. M. Boudet, de Lyon, paraît craindre qu'elles ne favorisent les éruptions furonculeuses, et jusqu'aux périostites.

Appréciation. — Nous ne pouvons nous poser en juge, nous n'avons jamais pu employer les bains froids selon la technique rigoureuse. Nous ne connaissons donc que le bain froid sans formule, sans la loi absolue; nous présentons seulement les opinions en cours chez les médecins les plus éloignés de tout parti pris.

On s'explique difficilement le succès constant d'un traitement systématique pour une maladie aux allures si variables, aux symptômes si nombreux, aux indications si diverses. Chaque cas ne comporte-t-il pas avec lui ses indications? et pour le froid comme pour tout autre moyen, n'a-t-on pas lieu d'éprouver la susceptibilité des malades? La méthode est-elle invariablement et indistinctement applicable à tous? Sait-on au début comment évoluera la fièvre typhoïde, est-il prudent de prendre les devants avec les bains froids? Le traitement est cruel, surtout pour les malades moins atteints, et pour ceux-là, ne doit-on pas se rappeler que Griesinger a prouvé qu'avec ou sans traitement, la fièvre typhoïde avait guéri quatrevingts fois sur cent.

Le motif théorique de la médication, nous le savons, c'est la chaleur nocive; si on la supprime ou si on la diminue en refroidissant, c'est par une simple phénoménalité physique qui influence ses actes générateurs chimiques ou nerveux; mais nous le proclamons de nouveau, l'hyperthermie n'est pas la cause mais l'effet et la mesure du travail morbide; en l'attaquant, on n'attaque qu'un des éléments, en le paralysant, Brandt prétend empêcher l'altération des plaques de Peyer, juguler leur évolution. Comment s'en est-il assuré?

Le véritable principe du traitement réfrigérant est moitié rationnel, moitié empirique. Sous le premier aspect, les bains froids font la thérapeutique des symptômes (hyperthermie, innervation), sous le second, ils deviennent traitement unique, absolu, applicable à tous les cas. C'est cette prétention qui trouve beaucoup d'incrédules. On a remarqué, en effet, que malgré la méthode appliquée rigoureusement, selon la formule, les complications sont inévitables, il en est qui ne peuvent être prévenues ou qui ne peuvent trouver leur remède qu'en dehors du bain froid.

Si le praticien des villes surtout se prend à hésiter, n'encourt-il pas au sein des familles une trop grande responsabilité? C'est pourquoi ce traitement ne peut se généraliser dans la pratique courante. Ce n'est que dans les hôpitaux, où le médecin est maître absolu du malade, qu'il peut être employé, et encore les difficultés sont telles qu'il y renonce le plus souvent, ou bien il se trouve forcé d'administrer lui-même le bain, à lui seul revient le maniement de cette arme redoutable. Quant à le proscrire par une simple impression de répugnance ou un sentiment de défiance, ce serait coupable. Cette méthode a comme toute autre ses indications et ses contre-indications, il s'agit de les bien établir et de les préciser.

Les principales *indications* sont : sujet jeune, fort; le début ou avant le douzième jour; continuité de la fièvre, température élevée (39° à 40° et plus); tracé en plateau; phénomènes nerveux; ataxie ou adynamie commencée; acceptation facile du sujet; assurance d'une coopération soutenue; la saison d'été; la pratique à domicile.

Le bain froid constitue une suprême ressource pour un suprême danger. Comme pour le rhumatisme cérébral, la scarlatine, la rougeole, la pneumonie adynamique, son action antithermique, stimulante, décongestive et diurétique peut sauver un moribond.

Les *contre-indications* sont : débuter au quinzième ou vingtième jour; la menstruation à moins d'épistaxis utérine; l'hémorragie intestinale, la diarrhée incoercible; les sueurs abondantes; la bronchotyphose avec râles crépitants nombreux (les malades toussent dans le bain par effet réflexe et ne toussent pas après) ; la pneumonie (comment la distinguer de l'hypostase qui n'est pas une contre-indication) ; les complications cardiaques ; l'impulsion faible et le pouls petit avec tendance à la syncope ; la néphrite organique (ne pas confondre avec le simple dérangement fonctionnel) ; la grande faiblesse ou l'épuisement des forces (combien est délicate la distinction entre la dépression et l'oppression des forces) ; la répugnance irrésistible ou la terreur du sujet ; la polysarcie suivant M. Boudet.

On pourra s'étonner que nous n'apportions point ici les preuves tirées *de la statistique*, nous en dirons quelque chose cependant, on sait le peu de confiance qu'elle nous inspire pour les faits morbides particuliers ; peut-elle sérieusement comparer des affections qui, en réalité, ne sont pas comparables et varient selon les individus, les temps et mille circonstances ? Il est des années où toutes les fièvres sont manifestement bénignes et guérissent sans accident. Ne serait-ce pas un peu le cas du docteur Juhel-Renoy, à la Pitié, enthousiaste de la méthode balnéaire, ses expériences ayant été si favorables ? Il en est qui nous donnent des chiffres tellement bas pour les décès, 4 %, que l'on est toujours tenté de se demander si l'on n'a pas pris et traité pour de la fièvre typhoïde des cas d'embarras gastrique, de fièvre éphémère, etc., bien faits pour embellir les statistiques les plus sombres. Maurice Reynaud a été un des premiers et rares médecins des hôpitaux qui aient adopté le traitement de Brandt et qui lui aient reconnu de la supériorité. La mortalité dans son service, en 1873, était de 26 %, elle descendit en 1874 à 18 %, les temps n'étaient-ils point changés (1) ?

(1) La Société médicale des hôpitaux nous fournissait encore récemment (1889 et 1890) des chiffres qui ont une valeur pour les uns et sont sans importance pour les autres. M. Josias, 36 cas balnéés, 1 seul décès ; MM. Richard et Juhel-Renoy, 130 cas, décès 4,61 %, la mortalité des hôpi-

Physiologiquement, dans l'emploi du bain froid on peut constater plusieurs périodes : une première de *concentration*, pendant laquelle le malade est frappé de saisissement et même d'angoisse avec dyspnée, obtusion de la sensibilité générale et grande fréquence du pouls : deux ou trois minutes après, une seconde période d'*équilibre* qui procure au malade une sensation de bien-être, suivie de suite de celle d'*algidité* avec frisson, dyspnée, céphalalgie, anxiété. Le malade est sorti du bain, une *réaction* nécessaire s'établit, elle doit être bien conduite et prudemment surveillée.

Pratiquement, l'opération est difficile, dispendieuse et périlleuse, par les soins continus qu'elle exige, on ne peut la confier au premier venu. Les médecins, les internes, les gardes, doivent être rivés au malade, puisque la moindre négligence peut être préjudiciable ; comme le dit M. Ferréol, « la vie du malade est à ce prix. »

Nous avons eu, M. le docteur Bruchon et moi, la bonne fortune de suivre une de nos malades livrée à M. Glénard et traitée par lui en personne. (V. *Pièces documentaires*,

taux étant de 14 à 15 °/₀; M. Gaucher, observant dans le même temps que MM. Josias et Juhel, a soigné 16 cas sans le bain et n'a pas eu de décès.

Le docteur Merklen, rapporteur d'une commission de la même Société (1890), fait, pour les années 1888-1889, la comparaison entre le traitement symptomatique et le traitement systématique par les bains froids ; les malades étaient des adultes civils :

Traitement symptomatique,	1888,	334 cas,	52 décès,	15,56 °/₀
	1889,	539 —	70 —	13,23 °/₀
		863	122	14,13 °/₀
Traitement systématique,	1888,	19 cas,	0 décès,	0 °/₀
	1889,	263 —	28 —	10,64 °/₀
		282	28	9,92 °/₀

M. Debove, dans la séance de juillet 1890, s'est inscrit contre ces chiffres et a vivement protesté contre une telle statistique. Si nous revenons en arrière jusqu'en 1876, nous voyons le docteur Bertrand, dans un service de Paris, trouver en mortalité 30 à 35 °/₀ pour le traitement par les bains froids, tandis que le traitement symptomatique ne donnait que 12 à 13 °/₀.

n° 9.) En témoins consciencieux, nous avons pu admirer sa conviction ferme en sa méthode, sa sincérité et sa ténacité, en même temps que l'heureuse terminaison. Nous reportons une part de notre admiration et du succès à cette famille dont la balnéation froide, pratiquée par elle seule, toutes les trois heures environ et pendant plus de quarante jours, n'a pu ébranler ni la foi ni la constance.

Technique des bains froids.

Appliquer *soi-même* le bain froid ou le voir appliquer conformément et strictement suivant les préceptes.

La *baignoire* placée parallèlement au lit, de façon que le malade n'ait que deux à trois pas pour s'y rendre ou y être porté ; le corps baignera jusqu'au cou.

Le *premier* bain de 25° à 30°, les autres descendront à 20° et même 18°.

Pendant la durée du bain, *affusion* sur la tête avec deux à quatre litres d'eau de 8° à 12°, affusion répétée deux ou trois fois.

Pendant le bain, *frictions* sur tout le corps avec une éponge, une brosse douce et mieux la main, le malade s'aidant en se frictionnant la partie antérieure du tronc.

De temps en temps, interrompre la friction et faire boire une *gorgée d'eau fraîche*.

Le *frisson* se déclare environ vers les huit ou dix minutes, on attend deux à cinq minutes et on sort le malade du bain, qui ainsi a duré environ douze à quinze minutes.

Un peignoir est jeté sur le malade qui, séché légèrement et rapidement, sera mis au lit.

Le *lit* sera dur, composé de matelas, traversin, deux draps et couverture de laine ; les pieds et les jambes seront enveloppés d'une laine et une bouteille d'eau chaude déposée aux pieds.

Dans l'intervalle des bains, *compresses froides* sur le front et sur le ventre.

Cinq minutes après le bain, un petit verre de *rhum* ou de *vin généreux* ; vingt-cinq minutes après, un quart de litre de bouillon, potage léger, lait, café, chocolat, plus un tiers de petit verre de rhum ou malaga.

Le bain sera renouvelé toutes les trois heures, jour et nuit ; la température sera prise cinq minutes avant le bain et vingt-cinq minutes après. Le bain ne serait différé que si la température restait à 38°.

Les bains seront continués pendant dix à vingt jours et plus, et ne seront cessés qu'à une température de 38° continue ; alors alimentation au lait de poule et même à la viande râpée crue. Puis cinq à six jours après, aliments solides permis, et même le lever.

S'il survient de la constipation, lavement froid d'un demi-litre d'eau à 20° une demi-heure avant le bain de trois à quatre heures du soir, si c'est insuffisant, ajouter à l'eau une cuillerée à bouche de vinaigre.

Avoir sous la main, pour le cas d'une nécessité (syncope, collapsus), une seringue de Pravaz pour injection sous-cutanée d'éther ; on étendrait alors le malade dans le lit, la tête basse, et on le frictionnerait énergiquement.

TRAITEMENT SPÉCIAL PAR LES ÉVACUANTS

(Méthode de Laroque)

En Angleterre, au commencement de ce siècle, les purgatifs formaient la base du traitement des fièvres, cette méthode, dite méthode d'Hamilton, combattue et terrassée par la doctrine physiologique, fut abandonnée pour faire place au traitement physiologique.

En 1838, le docteur de Laroque, médecin de l'hôpital Necker, se faisant l'instrument de la réaction, un peu exagérée, de la doctrine physiologique, relève l'étendard des anciennes théories humorales, rejette à l'arrière-plan la gastro-entérite, douteuse et non constante, et accuse les antiphlogistiques d'être les fauteurs des désordres ataxiques et adynamiques. La fièvre typhoïde, d'abord muqueuse, puis bilieuse, est produite par l'accumulation dans l'iléon de liquides et de bile qui s'y corrompent, altèrent les tissus absorbant ces putridités, causes immédiates des phénomènes généraux.

A peu près dans le même temps, Beau, s'appuyant surtout sur l'altération des sécrétions bilieuses résorbées comme poison par l'intestin et infectant l'état général, emploie les purgatifs énergiques et les cholagogues.

La méthode évacuante fut appliquée systématiquement par de Laroque, en administrant uniquement des sels. Sa vogue a été immense, elle dure depuis longtemps et compte encore des adeptes nombreux. Elle peut revendiquer l'appui des plus grands noms : Bretonneau, Trousseau, Louis; Andral, malgré son scepticisme, lui a accordé quelque faveur, puis l'a reniée ensuite ; Chomel lui a été moins favorable ; Gueneau de Mussy, Murchison, Griesinger en veulent encore comme moyen, mais non comme méthode ; la statistique même s'est mise à son service et l'a traitée avec bienveillance, à l'en croire la mortalité n'a été que de 10 %.

Ce traitement avait pour premier effet d'assurer l'*évacuation* incessante du contenu intestinal et des putridités de la fièvre typhoïde ; l'épithélium, barrière protectrice de la muqueuse, chargé de la défendre contre les infections, subissant une chute sur la presque totalité de sa surface la laisse livrée à une absorption aveugle des produits les plus dangereux. A cette action formelle du traitement purgatif s'ajoute une seconde bien plus problématique ; la stimulation des vaisseaux absorbants, des lymphatiques et des veines, excitant leur action antipéristaltique et faisant exsuder toutes les bouches folliculeuses, jetterait dans le flot évacuateur toutes les putridités qu'ils ont absorbées.

Pour de Laroque, qui employait les évacuants dans toutes les formes de la maladie, dans tout son cours, jusqu'à complète convalescence, la diarrhée, le météorisme, les douleurs abdominales ne l'arrêtaient pas. Il était nécessaire de ne rien laisser séjourner sur la muqueuse intestinale, la diarrhée ne rejetant pas tout et trop lentement, plus les déjections étaient abondantes, plus la modification était salutaire. Il suspendait vingt-quatre heures les purgatifs, si les coliques et la superpurgation le commandaient.

Cette méthode évacuante a, comme on le voit, ses mérites, mais systématiquement appliquée, elle a ses dangers. Autant elle peut être utile au premier septénaire, en face de phénomènes gastriques, de diarrhée médiocre et surtout de constipation, autant elle est à craindre au deuxième septénaire. Si le ventre est douloureux, elle peut fortement impressionner une muqueuse malade et provoquer des mouvements péristaltiques, il y a contre-indication lorsque la réaction circulatoire ou fébrile se trouve considérable, ou quand il y a menace ou symptôme de phlogose. On signale aussi d'autres inconvénients tels que : la distension intempestive d'un estomac enclin à la parésie, son refroidissement, la concentration sous un médiocre volume d'un composé salin, devenant par cela styptique et astringent.

Je puis assurer, après avoir vu employer ce traitement exclusivement et systématiquement par M. Bulloz, d'une manière plus éclectique par M. Martin, mes prédécesseurs et mes maitres, après en avoir moi-même fait usage très souvent comme ce dernier, qu'il a offert et doit encore présenter des avantages réels, mais en l'associant aux autres moyens symptomatiques. Le reproche à lui faire qui m'a semblé le plus fondé est celui d'éterniser la maladie, c'est-à-dire de conduire à une convalescence plus prolongée et peut-être plus difficile.

Technique du traitement par les évacuants.

Commencer par un *vomitif* qui doit purger par haut et par bas. (Tartre stibié en lavage, ipéca stibié, éméto-cathartique.)

N'employer que des *laxatifs*, des sels surtout (sedlitz, pulna, hunyadi), ou l'huile de ricin, le calomel.

Deux à quatre verres d'*eau de Sedlitz* tous les jours ou tous les deux jours, suivant les effets. Il faut obtenir deux ou trois selles demi copieuses par vingt-quatre heures.

10

Procéder par doses modérées, mais réitérées, à intervalles déterminés par l'observation.

Intercaler une boisson délayante : bouillons aux herbes, de veau, de poulet.

S'il survient une sensibilité du ventre un peu du fait de la médication : embrocation d'huile de camomille simple ou laudanisée et cataplasmes.

TRAITEMENT SPÉCIAL PAR LA QUININE

La quinine est la substance qui, en réunissant tous les titres, réunit aussi toutes les faveurs. Son emploi est journalier dans la pratique typhoïde, comme antithermique, antiseptique, antipériodique et névrosthénique.

C'est à titre d'**antithermique** que les uns en usent, exclusivement et systématiquement. En six à huit heures, elle abaisse la température, ralentit le pouls, diminue la céphalalgie et les phénomènes nerveux. Son action antithermique exige de la quantité; au-dessous de deux grammes, on n'obtient pas d'effet, la dose doit être élevée, deux à quatre grammes par jour. (Broca, Sée, Moneret, Hérard, Liebermeister, Jaccoud.) A cette dose, le malade éprouve des sueurs, des bourdonnements, des vertiges, à dose massive (quatre grammes) même dans les cas légers elle a occasionné des accidents ou légers ou formidables, même des morts subites. — Il y a cinquante ans, Pereyra à Saint-Antoine, avec quatre à cinq grammes, a vu naître des accidents convulsifs suivis de mort; Germain Sée en a un cas à sa connaissance; donc, à haute dose, la quinine est un antipyrétique énergique, mais non sans danger par son action sur le cœur et les centres nerveux. Cependant on constate que si la première dose est efficace, les autres le sont beaucoup moins, la deuxième dose ne produit plus les mêmes effets que la première, il faut un intervalle de trois jours pour qu'elle recouvre son pouvoir. Comme méthode générale antipyrétique, la quinine semble jugée et abandonnée.

C'est comme **antifermentescible** ou **spécifique** que beaucoup de praticiens l'emploient et la préconisent, mais si elle retarde les fermentations, ce ne serait que par son pouvoir antithermique. Quant à sa propriété spécifique ou antizymotique, j'y ai cru longtemps et à défaut de meilleur moyen j'en fais encore usage journellement, mais je suis très porté à la considérer comme une simple illusion.

Comme **antipériodique** la quinine est d'un grand secours contre la forme paroxystique intermittente de la maladie. Si elle agit médiocrement contre les paroxysmes simples, elle est la seule ressource contre les accès violents à rémission très marquée, qui se remarquent à la fin de la période d'état ; accidents qu'il faut surveiller avec la plus grande attention, afin d'éviter la surprise redoutable des accès pernicieux si traîtres dans la décroissance de la fièvre typhoïde.

La plupart des médecins qui usent de la quinine à dose modérée s'en louent très justement. Ils l'emploient comme **névrosthénique.** Son action tonique est indéniable, elle modère légèrement la température, stimule la myocarde, rend les battements du cœur plus énergiques et plus réguliers, diminue les réflexes cérébraux, et par cette triple action prévient le collapsus cardiaque et nerveux des fièvres graves. Les malades qui ont la parfaite connaissance de leurs impressions sensibles accusent, sous son influence, un sentiment de bien-être. Pour nous, la quinine est un sustentateur nerveux d'un effet sûr et soutenu, mais qui, malheureusement, ne diminue en rien la durée de la fièvre, malgré l'opinion de Billiet, Barthez, Pécholier.

Technique du traitement quinique.

Sulfate, bromhydrate, rarement le salicylate.

Formule Jaccoud : Bromhydrate, 2 gr. par fractions de 50 cent.
>   Le deuxième jour, 1 gr. seulement.
>   Le troisième jour, 50 cent.
>   Cesser pendant deux ou trois jours, puis reprendre.

Formule Pécholier : 80 cent. à 1 gr. pendant la période d'aug-
>   mentation et d'état, puis décroissance de la dose jusqu'à la
>   défervescence complète.

Les rémissions sont le criterium de l'administration quinique. L'oscillation physiologique étant de 0°8 à 1°, l'oscillation patholo-gique de 0°8 à 1° est régulière, seulement elle est à l'étage supé-rieur de l'échelle. Si l'oscillation n'est que de 0°5 et surtout moins de 0°5, la ligne est un plateau et la situation est grave, même lorsque le soir elle ne dépasserait pas 39° ou 40°.

Si la rémission a lieu le soir, donner la quinine le soir, pour agir sur la température du matin.

Comme *névrosthénique,* nous la prescrivons à la dose quotidienne de 80 cent.; 40 cent. entre dix et onze heures, 40 cent. entre quatre et cinq heures.

TRAITEMENT SPÉCIAL PAR LES BAINS TIÈDES PROLONGÉS

Dû au docteur Reiss, de Berlin, ce traitement a pour lui l'innocuité, la facilité d'exécution, la tolérance chez les malades et ne rencontre que peu de contre-indications. Par le bain tiède (31°) sans durée limitée, on se propose de ramener et de maintenir la température au-dessous de 38°5. Quand le thermomètre marquera 39° ou 40°, comme au début, le bain sera de huit à dix heures s'il le faut, et renouvelé aussitôt que la chaleur remontera au-dessus de 38°5. Si la température s'obstine à rester stationnaire, le bain devra être refroidi et on pourra recourir concur-remment à quelque antipyrétique et en particulier à l'antipyrine.

La statistique se montre favorable à cette méthode, la durée de la maladie serait de dix-huit à vingt-cinq jours. Les complications pulmonaires, hémorragiques dans les mêmes proportions que dans les autres méthodes. Ce traitement aurait une action plus salutaire que les bains froids sur les phénomènes cérébraux, dont la plupart se trouveraient amendés.

Sans faire de cette balnéation une méthode systématique, on doit y avoir recours dans certains cas, pour répondre à certaines indications ; dans la forme atacto-adynamique par exemple, elle doit rendre des services. Les malades supportent ces bains dès le premier jour et pendant des heures sans inconvénient, plusieurs semblent même s'y plaire. Et, comme nous le disons plus haut, ils sont d'une administration commode pour la pratique civile, et facile pour la surveillance et le personnel.

TRAITEMENT SPÉCIAL PAR LE MERCURE

(Traitement de Serres, d'Alais)

En 1840, le docteur Serres, d'Alais, préconise une médicamentation qui lui est propre. N'ayant en vue que la lésion dothénentérique, qui est pour lui l'élément dominateur, le fond de la maladie, la fièvre n'étant que l'élément dominé, la forme du mal, il emploie le mercure **(éthiops minéral et frictions mercurielles)** comme purgatif de l'empoisonnement général et comme topique de la lésion locale. Sous l'influence de son traitement empirique, la diarrhée se modère, le ballonnement diminue ou disparaît, la fièvre et le pouls s'abaissent, la céphalalgie et le délire s'atténuent, la durée de la maladie n'est point abrégée, mais seulement réduite à une fièvre sans accident.

On dira peut-être que le mercure agit ici en parasiticide ; que Kalbe de Berlin et Græffenberger, l'un avec des frictions l'autre avec le sublimé à l'intérieur ont eu des résultats merveilleux. Qu'ils se réjouissent, ceux qui ne croient plus en médecine qu'au bacille, et qu'ils mettent la méthode parasiticide à toutes les sauces. On me fera croire difficilement que 0,05 centigrammes de sublimé dans 200 grammes d'eau et noyés dans le sang peuvent influencer les bacilles.

Modificateur je ne sais à quel titre de l'empoisonnement typhique, ce traitement m'a donné des succès constants chez des enfants de sept à quinze ans ; je ne l'ai que rarement employé chez l'adulte. Aussi, ma confiance est grande dans ce moyen, malgré l'opinion de Graves qui s'élève hautement contre la mercurialisation pratiquée par la majorité des médecins anglais, ses contemporains, et malgré le silence qu'en gardent nos thérapeutistes modernes.

Doit-on craindre la stomatite dans ce traitement ? Non, la tolérance est ici de règle, malgré un emploi prolongé. C'est ici que j'ai pu vérifier cette autre assertion de Graves, déclarant que la fièvre typhoïde est une des maladies où il est le plus difficile, pour ne pas dire impossible d'influencer l'organisme par le moyen du mercure.

Technique du traitement de Serres.

1° A l'intérieur. *Ethiops minéral* (sulfate noir de mercure), 1 gr. à 1 gr. 50 par jour en poudre ou en pilules, en deux ou trois fois.

2° A l'extérieur. 8 à 10 gr. d'*onguent mercuriel* en frictions sur l'abdomen, tous les matins, recouvrir d'une compresse froide.

Les épiphénomes, le régime et les troubles incidents sont traités comme chez tout fébricitant. Le traitement dure de dix à quinze jours. Si, trace de stomalde, suspendre les frictions et diminuer l'éthiops.

TRAITEMENT SPÉCIAL PAR LE SEIGLE ERGOTÉ

Nous croyons devoir parler de ce traitement, parce qu'il a été accueilli avec quelque faveur dans le Midi.

Le docteur Duboué, de Pau, le préconise à la fois comme curatif et abortif (1878). Suivant lui, le poison typhique a une action paralysante ou au moins débilitante sur les muscles et les éléments contractiles du cœur, des artères et des capillaires ; action capable de faire naitre les symptômes analogues à une sorte d'asphyxie (vertiges, bourdonnements, sensation de brisements) dépendante du ralentissement du cours du sang et des stases sanguines dans le réseau capillaire. Les muscles de la vie de relation seraient également atteints (fatigue, l'un des premiers symptômes). Le poison est donc musculaire et myoparalytique.

L'indication est donc de redonner incessamment au liquide sanguin la vitesse qui lui manque ; toute la fièvre typhoïde se résumant, en dernière analyse, à une parésie vasculaire et à des symptômes d'asphyxie des tissus. Contre ce iatro-mécanisme, le moyen est l'ergot de seigle comme agent excito-moteur et vasculaire, supérieur à l'eau froide, à la quinine, aux préparations salicylées, etc. Toutes les formes typhoïdes seraient justiciables de ce traitement, mais le succès exige de le commencer dès le début ; la durée de la maladie ne serait pas diminuée, seulement il y aurait atténuation des symptômes, surtout de la diarrhée, de la température et de l'état du pouls. Son emploi serait facile et d'une grande innocuité. La statistique de M. Duboué, celle du docteur Grillière (Thèse, Paris 1884) sont toutes deux en faveur de la méthode.

Nous ne voyons là qu'un élément du mal combattu, et il y a loin pour que nous reconnaissions à ce traitement

une valeur qui permette de le systématiser. J'avoue
n'avoir jamais été tenté de l'appliquer.

Technique d'après M. Duboué.

Le mode d'administration du seigle ergoté est de 1 gr. 50 à 3 gr.
pour un adulte, par jour, en quatre à six fois, en poudre ou en
suspension dans l'eau, le sirop, le vin, le lait ou le bouillon.

Traitement de dix à douze jours consécutifs, et plus, diminuant
les doses pendant la convalescence.

La diététique consiste à nourrir les malades.

TRAITEMENT SPÉCIAL PAR LA DIGITALE

Hirtz, en donnant chaque jour la digitale en infusion d'un
gramme, cherchait à augmenter l'énergie des contractions cardiaques en les ralentissant et subsidiairement en
tonifiant les parois artérielles; l'abaissement de la température existe aussi, mais d'une manière passagère; comme
diurétique, la digitale augmente un peu l'excrétion de
l'urée et des matières solides de l'urine. Voilà toute son
action physiologique.

C'est au deuxième septénaire, quand la faiblesse du
cœur et du pouls accusent une insuffisance fonctionnelle,
qu'on peut l'utiliser; au troisième même, lorsqu'il faut
venir en aide au myocarde. On doit ne pas trop insister,
suspendre, et n'y revenir que quelques jours après, dans
la crainte d'un emmagasinement; surveiller en même
temps la quantité d'urines émises et s'assurer que les
reins ne restent point congestionnés ou altérés. Hirtz, à la
clinique de Strasbourg, donnait chaque jour une infusion
d'un gramme de digitale, et quand les vomissements, les
nausées, les stases pulmonaires apparaissaient, il la remplaçait par le thé et le café.

Dans les périodes avancées, si on suppose que le myocarde a éprouvé quelque dégénérescence, il y a lieu de redouter l'action digitalée, l'affaiblissement cardiaque pouvant s'exagérer sous l'effort du médicament; les troubles gastriques, les nausées, les vomissements, les stases pulmonaires en contre-indiquent aussi l'emploi.

Berheim, qui a si bien étudié l'action de la digitale au point de vue antipyrétique dans la fièvre typhoïde, lui reconnaît ce pouvoir; mais pour son emploi il veut que le cœur soit bien sain et qu'on la suspende au moindre soupçon de collapsus.

On voit par là que cette méthode de traitement est plus dangereuse qu'utile.

TRAITEMENT ÉCLECTIQUE

ET SYMPTOMATIQUE

Voici la vraie thérapeutique de la fièvre typhoïde. Elle sait, selon les circonstances, faire un choix dans toutes les méthodes systématiques, prenant ce qui peut convenir à son sujet, appliquant les moyens aux divers changements fonctionnels, en même temps qu'elle attaque les modifications matérielles.

Elle songe à peine au groupe, pour ne s'occuper que de l'individu. Prise en dédain, quelquefois même en pitié par les savants, les physiologistes, les expérimentateurs, elle ne leur paraît bonne que pour le médecin ordinaire, sinon vulgaire, que pour le simple *guérisseur*.

Cependant cette méthode pratique sait, par expérience, que l'économie est une machine compliquée, variant d'individu à individu, et dans le même individu, suivant mille circonstances ; aussi ne croit-elle que médiocrement aux théories et évite-t-elle le danger de n'envisager que la cause seule ou la lésion anatomique qu'elle ne peut atteindre, elle se préserve ainsi du découragement et surtout de l'inaction qui en est la conséquence.

Malgré son humble et modeste situation en thérapeutique, nous la déclarons : la médication traditionnelle, empirique, rationnelle, scientifique ; la médication du bon sens, celle du présent et aussi celle de l'avenir.

Traditionnelle : c'est le symptôme qui a occupé la médecine des siècles ignorants de l'anatomie et de la physiologie ; elle est donc de tous les âges.

Empirique : en bonne part, se basant uniquement sur l'expérience clinique lorsque le raisonnement ne peut lui rendre compte des phénomènes.

Rationnelle : toutes les fois qu'elle peut faire fond sur ses effets physiologiques et physiologo-pathologiques.

Scientifique : quand elle puise à toutes les doctrines, qu'elle utilise les acquisitions de la médecine expérimentale, et les données de la chimie, de la physique, de la microscopie.

C'est la médecine du *bon sens*, lorsque le tact la guide vers les prédispositions, les indications individuelles à dégager, etc.; lorsque le médecin, ayant foi au principe de la vie, compte et s'appuie sur cette *nature* qui se suffit si souvent et tend à guérir d'elle-même, tendance dont l'explication gît dans le secret de la vie, dans cette véritable *force médicatrice*, abstraction s'il en fut jamais, mais qui reste la réserve de l'esprit et l'espoir du praticien.

Le traitement éclectique et symptomatique va donc prendre partout pour *prévenir* l'ennemi, le combattre dans *chaque individu*, suivant la physionomie ou la *forme* qu'il revêt, et ensuite suivant les diverses manifestations par lesquelles il s'exprime. Elle ira donc chercher la cause de la maladie (prophylaxie étiologique), réglera son évolution dans ses diverses formes (atténuée, ataxique, adynamique, etc.), combattra ses manifestations exagérées, déviées ou perverties (lésions et troubles fonctionnels, complications, accidents), enfin elle en réparera les désastres. (Traitement de la convalescence.)

Le traitement des fièvres typhoïdes est donc complexe, mais parmi les indications thérapeutiques il y en a de formelles; quant aux moyens, comme en pratique, on veut avant tout être utile, indépendamment de tout système, on ne doit s'inquiéter de qui vient le secours. Convaincu de l'inanité des traitements spécifiques, le médecin doit s'en tenir d'abord aux grandes indications, ne point repousser les secours empiriques, mais tout approprier d'après sa vigilante observation aux dispositions individuelles, aux aptitudes constitutionnelles, à la forme et à la gravité de l'épidémie, de plus, épier l'irrégularité, l'inconstance symptomatique, et se méfier des surprises de cette maladie multiforme.

Les grandes et formelles indications générales du traitement de la fièvre typhoïde sont :

1° Soins hygiéniques ;
2° Combattre la cause ;
3° Soutenir les forces ;
4° Diriger l'évolution morbide ;
5° Traiter les complications ;
6° Réparer les désastres ;
7° Faire la prophylaxie.

SOINS HYGIÉNIQUES

A appliquer dès le début et à continuer pendant tout le cours de la maladie et de la convalescence.

Tous les moyens sont relatés dans la technique de la médication hygiénique. — Voir page 109.

COMBATTRE LA CAUSE

La prophylaxie seule en a le pouvoir. Mais la maladie étant déclarée, l'indication causale résidant seulement dans la présence et la multiplication de l'agent infectieux, l'antisepsie interne, le problème le plus complexe de la pathologie expérimentale, *à fortiori* l'est-il en clinique, quelque incomplète qu'elle soit, est le seul procédé actuel.

La présence des microbes dans l'intestin et dans les selles commande donc impérieusement l'emploi du traitement antiseptique. Les matières fécales en contact avec la muqueuse intestinale sont pour le malade un danger permanent d'*auto-inoculation* ; en désinfectant les selles on préserve les individus sains, en désinfectant l'intestin on protège aussi le malade contre lui-même.

L'antisepsie intestinale est ainsi d'obligation à des degrés très variables pendant tout le cours de la période évolutive de la fièvre typhoïde, elle se trouve déjà réalisée en partie par un premier moyen, l'évacuation douce et quotidienne des sécrétions et produits intestinaux (sels neutres, calomel, huile de ricin), aidée par des lavements frais phéniqués ou laxatifs.

Puis la *quinine*, qui réunit toujours ses deux propriétés, l'antisepsie et l'antithermie, administrée soit par haut soit par bas surtout.

L'*hyposulfite* de soude ou la *créosote* en potions, selon le conseil de Trastour.

Le *naphtol*, véritable acquisition antiseptique intestinale, due à M. Bouchard, dont on possède deux espèces, le naphtol α soluble mais irritant, le naphtol β moins soluble et moins irritant.

Le *salol*, plus nouveau que le naphtol, semble lui être supérieur, en ce qu'il est mieux toléré, moins irritant, qu'il ne se décompose aussi que dans l'intestin, et qu'il est insipide, insoluble, d'une odeur agréable. (Voir médication antiseptique, page 129 (1).)

---

(1) Le docteur Berlioz, de Grenoble, recommande un nouvel antiseptique, la *microcidine*, sans odeur ni saveur, très soluble, moins toxique que le naphtol, d'un pouvoir antiseptique dix fois plus fort que celui du phénol,

SOUTENIR LES FORCES

Le facteur antipathologique obscur et insaisissable, il est vrai, mais aussi le plus puissant, c'est ce que nous nommons le dynamisme vital, c'est l'état de résistance de l'organisme tout entier et de chaque organe en particulier, c'est la condition vitale, l'idiosyncrasie de l'individu, et même des organes, car chacun d'eux peut avoir son idiosyncrasie propre ; c'est, comme on le dit maintenant, la question du terrain, question où la médication dynamique a fait ses preuves bien avant l'avènement des notions pathogéniques nouvelles.

Dans la fièvre typhoïde comme dans toute maladie par infection, le dynamisme est premièrement et rapidement atteint. Aussi, l'adynamie en est-elle le symptôme foncier. L'adynamie ou chute des forces est le propre de tout effort prolongé contre un agent pathogénique à détruire ou à pousser au dehors, et dans l'adynamie par cause infectieuse, plus l'agent est putride, plus la fièvre est intense, plus la malignité est grande.

Les toniques feront donc la base du traitement de la fièvre typhoïde, ils sont les véritables moyens dynamiques que Trousseau et Pidoux ont si heureusement distingués en *analeptiques* et en *névrosthéniques*.

Les analeptiques créent les réserves de force, ils représentent la force en tension (air, aliments, régime, vins, phosphate, sel marin, fer, etc.).

Les toniques névrosthéniques ont un mode d'action plus mystérieux, action catalytique ou de présence, ils traversent l'organisme et y laissent un surcroît de forces momentanées ou durables, forces vives dont ils sollicitent

vingt-huit fois plus élevé que celui de l'acide borique, c'est une combinaison du naphtol et de la soude. Il sera bon de voir et d'expérimenter.

la dépense pour un besoin urgent (quina, quinine, sel ergoté, noix vomique, etc.).

Le traitement tonique sera réglé en proportion de la dépression nerveuse et de la tolérance du tube digestif. Ses moyens sont : l'alimentation, les vins et quelques substances, particulièrement le quinquina et la quinine. Il fut un temps où la diète absolue et féroce était prescrite dans tout le cours de la fièvre, on vit plus tard une réaction stupide lui succéder, on allait jusqu'à nourrir les malades à la viande.

Trousseau avec Graves, Piorry et Monneret ensuite, réglementèrent une alimentation douce, modérée quoique suffisante et sans interruption, du quatrième ou cinquième jour et pendant tout le cours de la maladie ; recommandons avec insistance de craindre la surcharge et de surveiller attentivement cette diététique, surtout au début où elle doit être légère. C'est l'alimentation qui prévient les escarres, l'hypostase, les hémorragies, le coma même, etc. ; du reste, l'état intestinal ne se trouve pas plus mal de la présence des résidus alimentaires que de la bile et des autres sécrétions morbides. C'est surtout à la défervescence que le moment est difficile, ne sachant si l'on permet trop ou trop peu et ne cessant de redouter la perforation lorsqu'un corps dur, un noyau, un pépin a été ingéré.

Avec l'alimentation nous avons les boissons toniques et plus spécialement le *vin* et l'*alcool*, qui sont particulièrement indiqués lorsque le pouls est mou, dépressible, irrégulier et lent, lorsque le choc du cœur est faible et que le premier bruit est diminué ou absent, lorsque le froid des extrémités coïncide avec la chaleur intense du tronc, lorsqu'il y a des sueurs profuses avec une langue sèche ; aujourd'hui on les administre à larges doses, comme stimulant gastrique, nerveux et respiratoire, c'est une lamentable erreur que Murchisson a judicieusement stigmatisée.

Stockes lui-même, l'élève de Graves, n'allait pas si loin. Modérément, le vin et l'alcool actionnent le cœur et la circulation capillaire, mais exagérément ils deviennent un poison de la nutrition, des sécrétions et des éliminations.

Au-dessous de l'âge de quinze ans il est bon de s'abstenir, ils sont utiles au deuxième septénaire principalement, il y a moins de danger de doser fort chez les habitués à l'alcool, il est louable de tenir aussi compte de la race, du climat, des saisons, des habitudes, etc.

Les préparations de *quina* et la *quinine* surtout sont les toniques névrosthéniques par excellence. La *quinine* est-elle un simple fébrifuge, un tonique vaso-moteur, intervient-elle en vertu des qualités antidotiques? Elle est antithermique soit en resserrant le réseau capillaire, soit par une propriété antiseptique; le résultat total de ce remède est la cessation de la fièvre, le relèvement des forces radicales et partant un effet tonique, elle est en outre le meilleur moyen pour régler la circulation capillaire dans les états septiques les plus graves.

DIRIGER LE COURS ÉVOLUTIF DE LA MALADIE

Le début. — La céphalalgie, les troubles gastriques, la prostration et la calorification sont les symptômes des premiers jours, la diarrhée s'y joint quelquefois.

Contre la céphalalgie et cet état presque saburral est bien indiqué l'ipécacuana à dose vomitive. S'il y a constipation, il est bon d'user de quelques purgatifs doux (huile de ricin, sels neutres), tout en craignant de provoquer une diarrhée persistante qui deviendrait un signe de malignité.

Les vomissements des premiers jours seront combattus par le vomitif, puis les boissons gazeuses ou glacées.

Applications froides sur le front, lavements quotidiens émollients et frais aidés de fomentations de même nature sur le ventre.

Pour boisson, l'eau fraîche ou très légèrement vineuse, limonades ou sirops acides, et pour aliments, bouillons clairs et lait, toutes les trois ou quatre heures, malgré la répugnance des malades.

On passera ensuite au traitement des symptômes d'évolution de la maladie. Or, exceptant les cas foudroyants, ce n'est guère que du quatrième au cinquième jour que le diagnostic est posé et que l'on peut se croire entré dans cette longue et périlleuse période de l'état.

Le diagnostic précoce est périlleux, il est fécond en surprises ; l'invasion pouvant être lente ou brusque, préfébrile même. Est-ce un embarras gastrique, une fièvre éruptive, une phlegmasie viscérale, une fièvre à type rémittent ? Les difficultés sont quelquefois telles, que le praticien avisé se réserve souvent jusqu'au septième jour, à l'apparition des taches rosées.

Période d'état. — La maladie revêt d'emblée une forme, ou elle ne la dessine que lentement et tardivement.

Forme atténuée. — La règle de conduite sera empruntée à l'hygiène, à la médication expectante et émolliente, et la thérapeutique militante n'entrera en jeu que lorsque le symptôme, ou mieux le syndrome obligé déviera.

Forme adynamique, c'est-à-dire dépression des forces, de l'intelligence, subdélire, prostration, stupeur, hémorragies faciles, pouls dépressible et cœur faible, grande chaleur viscérale, taches nombreuses, ventre engagé et diarrhée fréquente, respiration gênée ; en dernier lieu, diffluence du sang, épuisement des forces et collapsus.

C'est ici qu'a lieu le recours au traitement *dynamique* par excellence, aux nombreuses préparations de quinquina

et à la quinine, puis au régime *tonique*, c'est-à-dire à l'alimentation et aux vins. Les *stimulants* répondront par
leur effort vivement sollicité à un besoin immédiat, ou
pareront à un danger imminent (algidité, collapsus, etc.).
Ces substances, faisant l'office de coups de fouet, pour
mettre en jeu les forces en réserve ou seulement celles
qui restent (calorique, frictions excitantes, révulsifs,
alcool, ammoniaque, camphre, injections sous-cutanées
d'éther), augmentent le pouls et la chaleur, réveillent
l'activité nerveuse, lèvent la torpeur musculaire, excitent
les sécrétions (diaphorèse et diurèse), ressuscitent en un
mot les énergies vitales.

Forme ataxique, c'est-à-dire délire à tous ses degrés,
avec ou sans l'intelligence, perversion des mouvements,
carphologie, alternatives d'excitation et d'affaissement,
forme toujours grave et mortelle, le plus souvent dans le
début ou pendant les deux premiers septénaires.

La direction de la fièvre ataxique est hérissée de difficultés ; le médecin devra être sans cesse en observation
soutenue : surveillance attentive de l'hygiène des sens,
éloignement de toute excitation, lumière, parole, chucho-
tement même, bruits de toute nature.

Le calme est l'attribut de la force ; les manifestations
désordonnées de la fièvre, celles plus troublées de l'innervation presque toujours sympathiques, impliquent même
en ce cas une idée de débilité ; l'indication des toniques
reste donc encore importante, à peu près comme dans l'a-
dynamie. Cependant les toniques, *vin* et *alcool*, resteront
contre-indiqués quand le pouls sera accéléré, la peau
sèche et brûlante, la céphalalgie lancinante, les urines
rares et albumineuses, le délire aigu, bruyant, la face et
les yeux injectés.

**Nous notons à employer les *émissions sanguines*, rappe-
lant que le cerveau certainement congestionné n'est

cependant point enflammé; la *saignée*, exceptionnelle, réservée pour les tempéraments ultraforts ou sanguins, et seulement au début, les *sangsues* aux mastoïdes, à l'anus; les *ventouses* à la nuque, le long du rachis, auront leur moment d'opportunité, et encore sans trop les réitérer.

Les *réfrigérants*, les bains refroidis, selon le mode de Bouchard, calment les excitations nerveuses. Le meilleur des révulsifs en même temps que le meilleur tempérant, c'est l'*affusion froide*, telle que la pratiquait Trousseau, la renouvelant aussi souvent que nécessaire.

Nous n'avons pas obtenu de bons résultats par la méthode des *bains froids* dans lesquels il faut contenir violemment les malades, et auxquels il faut de nécessité joindre les affusions froides; il est vrai que nous n'en avons fait qu'un rare usage.

Il est un remède révulsif et contre-stimulant dont j'ai eu à plusieurs reprises à me louer, c'est la potion de *Graves*, (tartre stibié uni à l'opium) jointe aux affusions froides; ce moyen employé avec grande surveillance, il est vrai, favorise d'une manière prolongée la sédation nerveuse et circulatoire sans préparer un collapsus.

Les antispasmodiques et les hypnotiques ont été fort employés, il était si naturel de s'adresser directement à la prétendue localisation cérébro-spinale.

Le *camphre*, depuis Hallé, a eu des partisans. Je l'ai peu employé et n'en ai retiré aucun bénéfice.

L'*opium*, que Louis et Grisolle préconisaient quelque peu, ne produit aucun effet bien salutaire. Trousseau et Bretonneau le blâmaient, et je l'ai toujours craint.

Le *musc*, cet agent plus excitant qu'antispasmodique, a eu sa vogue; je l'ai conseillé bien des fois, mais je crois qu'on doit restreindre son action à l'atacto-adynamie des nerfs respiratoires.

Le *bromure de potassium* à dose élevée même présente une action plus heureuse, hyposthénisante de la fibre et de la cellule nerveuse. Il est quelque peu diurétique, et par là s'adresse au rein généralement inactif dans cette période aiguë.

Le *chloral*, moins heureux, peut être ajouté aux autres calmants.

Formes atacto-adynamiques. — L'ataxie et l'adynamie se mêlent le plus souvent pour donner naissance à la forme mixte *atacto-adynamique*, avec prédominance des symptômes abdominaux, *typhus abdominal*, ou des symptômes pectoraux, *typhus pectoral*, ou de tous à la fois, ce qui fait alors de la fièvre typhoïde la maladie la plus complexe qu'on puisse imaginer.

Le traitement emprunte en ce cas à tous les traitements (dynamique, névrosthénique, tonique, excitant) selon les opportunités, sans s'écarter néanmoins des grandes indications fondamentales et obligatoires dans tous les cas.

Réfrigération pour combattre la calorification excessive, le *bain froid*, par la méthode de Brandt-Glénard, donnant un choc nerveux, brusque, sera réservé pour obtenir la plus vive excitation.

Bain tiède à 28° tient le milieu, celui à 35° graduellement refroidi est mieux toléré. Celui de Biest à 31°, et très prolongé, peut trouver son opportunité. Par le procédé de M. Bouchard, il n'y a ni choc ni spasme, l'abaissement est considérable et durable. Il a le mérite d'être possible pendant la menstruation. Ce bain est pris à 2° au-dessous de la température fébrile du malade et refroidi jusqu'à 30°.

Lavements froids : agissent sur la chaleur et le pouls, en raison inverse de la température et du volume de l'eau, leur action est locale et générale ; le professeur Feltz, de Lyon, en fait une méthode adjuvante de tous les autres traitements.

Lotions froides : qui ne sont contre-indiquées que par

la présence de sueurs abondantes, sont d'un usage habituel et efficace.

Enveloppement dans les serviettes ou les draps mouillés réservé pour les cas les moins pressants.

L'antipyrine est le réfrigérant interne sur lequel on peut compter en en mesurant la dose (2 à 4 grammes) fractionnée et surveillant ses effets.

Dans tout le cours de cette longue période, pendant laquelle l'organisme lutte et cherche à éliminer par les sueurs, les selles et les urines surtout, si les reins fonctionnent bien, il n'y a pas péril, mais s'ils sont oblitérés ou altérés, il y a auto-intoxication.

Combien donc une *diurèse* abondante et ininterrompue s'impose, et cela par le moyen de boissons abondantes, comme le faisaient nos pères, dont la première règle du traitement était : boissons en petites quantités mais très fréquentes, toutes les cinq ou dix minutes (eau, limonades, vineuses même, fraîches ou glacées).

Quelle attention aussi à avoir du côté de la grande fonction de l'hématose, dont la moindre altération correspond à une équivalence d'asphyxie. Les *ventouses sèches* qui agissent par attraction et un peu par révulsion sur les membres inférieurs et la base de la poitrine, combattent efficacement, avec un décubitus varié, la tendance à l'engorgement pulmonaire.

Technique du cours évolutif.

Début. — Contre les saburres et la céphalalgie : *Ipéca*, 1 gr. en quatre paquets de dix en dix minutes. *Bouillons* délayants. — Oxycrat sur le front. — Lavements, fomentations fraîches. — Boissons rafraîchissantes. — Bouillons clairs, du lait toutes les quatre heures.

Période d'état. — Traitement complet ou modifié, c'est-à-dire mesuré, limité, restreint, suivant chaque forme, chaque individualité ou modalité accidentelle et complication, d'après l'expérience, le tact et l'esprit d'observation du médecin qui saura faire un choix entre tous les moyens.

Réfrigérants. Bain froid, méthode Glénard. — Bain tiède, 28° à 35° graduellement refroidi à 25°. — Bain Bouchard, 2° au-dessous du chiffre du malade, refroidir de 1° par dix minutes, jusqu'à 30° ; six à huit bains par jour. — Lotions froides vinaigrées, si 39°, deux par jour ; si 40°, trois à quatre par jour. — Affusions froides, au deuxième septénaire. — Enveloppement de serviettes d'eau vinaigrée à 28°. — Lavements froids de 15° à 18° toutes les cinq heures. — Antipyrine à l'intérieur, 2 à 4 gr. par jour, en six ou huit cuillerées.

Toniques. Quinine (névrosthénique), sulfate, 50 cent. à 60 cent. par jour en deux fois. — Quinquina, décocté, macéré, extrait, 4 gr. en potion. — Potion alcoolique. — Vins, café. — Analeptiques, aliments clairs, bouillons.

Antisepsie intestinale. — Purgatifs : 15 gr. sel Sedlitz tous les trois jours, ou calomel, vingt prises de 2 cent. par jour pendant quatre jours. — Naphtol et salicylate de bismuth ($\alpha\alpha$ 2 gr.). — Salol (id.). — Quinine (50 cent. à 1 gr.). — Acide phénique en lavement (50 cent.). — Hyposulfite de soude, 2 gr. et acide phénique 25 cent. dans une potion.

Insuffisance urinaire, par quantité et qualité. — Boissons abondantes. — Lait, un à deux litres.

Paroxysmes. Ventouses sèches, deux fois, vingt à quarante sur les membres inférieures où à la base de la poitrine. — Cataplasmes sinapisés. — Quinine à l'intérieur.

Forme adynamique. Réfrigérants appropriés : surtout bain, lotions, enveloppement Glénard, lavements, affusions, antipyrine modérée.

Toniques : Potion cordiale toutes les deux ou trois heures :

    Pr. Vin cordial,   125 gr.
        Sirop d'écorces d'oranges amères,   30 gr.
        Extrait de quina,   3 gr.

Si adynamie plus prononcée : potion *ut supra*, plus alcool, 20 à 30 gr., ou acétate ammoniaque, 4 à 6 gr. — Limonade avec tranches de cannelle, vins, Porto, Xérès, alcools, punch.

Si tracé thermique en plateau horizontal, grand danger ; alors alcool, quinine, bain Bouchard.

Si diffluence du sang, pétéchies, extravasation, hémorragies : acides minéraux, limonade sulfureuse chlorhydrique, sirop de perchlorure de fer, citron, acide tannique, inhalation d'oxygène.

Pour soutenir l'innervation. Potion :

    Pr. Quinquina (extrait),   2 à 6 gr.
        Infusion de café édulcoré,   140 gr.
        Teinture d'écorces d'oranges amères,   10 gr.

Lavement avec décocté de quina, 10 gr., camphre, 10 cent., vin et bouillon, — aliments clairs, bouillons, café, thé, Bordeaux pur ou coupé.

Forme ataxique. Tête élevée, froid sur la tête, sans discontinuer ; la glace mal tolérée par les malades ne réussit pas mieux. — Réfrigérants, bain Bouchard, affusion froide de Trousseau. — Lotions.

Si congestion intense : saignée modérée, sangsues mastoïdes, ventouses, nuque. — Bromure de potassium et chloral, āā 2 gr. en potion de deux en trois heures.

Potion de Graves : Pr. Tartre stibié,   30 cent.
                       Eau,   240 gr.
                       Mucilage,   24 gr.
                       Suc de pavots blancs,   24 gr.

En prendre une cuillerée toutes les demi-heures ; à continuer deux ou trois potions en espaçant les prises.

Combattre la constipation. Huile de ricin, calomel.

Révulsifs. Ventouses sèches à la nuque, cataplasmes sinapisés.

(Voir la technique des complications nerveuses, page 175.)

Formes ataxo-adynamiques, pectorale et abdominale. Prendre dans la technique adynamique et ataxique ce qui convient à la forme mixte, et ajouter pour la *forme pectorale :*

Révulsif, matin et soir sur les membres inférieurs ; sur les lombes, trente à quarante ventouses sèches, surveillées pour qu'elles ne clochent pas.

Frictions térébenthinées ou ammoniacales, toujours avec la précaution de ménager l'épiderme.

Potion. Pr. Julep,   120 gr.
                Carbonate d'ammoniaque,   1 gr.
                Sirop de fleur d'oranger,   30 gr.

(Voir la technique des complications pulmonaires, page 178.)

Pour la *forme abdominale :*

Lavements phéniqués froids deux fois par jour, 50 cent. pour 500 gr. de liquide.

Lavements froids et miel de mercuriale, 50 gr.

Lavements frais et huile de camomille, 30 gr.

Lavements froids avec : Infusion de valériane,   250 gr.
                       Extrait de quina,   4 gr.
                       Quinine,   50 cent. à 1 gr.
                       Laudanum,   10 gouttes,

pour deux lavements.

(Voir la technique des complications intestinales, page 175.)

Alimentation de la période évolutive :

Les trois ou quatre premiers jours, bouillon d'orge, petit-lait, lait, bouillon de grenouilles.

Puis plus rapidement et d'une manière soutenue : préparations lactées, farine de gruau bouillie et sucrée, bouillons gras légers.

Plus tard : panade très claire, deux à cinq cuillerées par jour, bouillies, bouillons de pain, bouillons gras et légers potages.

Maladie plus avancée : Bouillons faits, thé de bœuf, demi-consommés, gelées de viande, potages, tapioca, semoule, vermicelle, lait de poule à l'eau, panades moins passées, riz au lait, pulpe de pruneaux cuits.

Rejeter en tout temps les fruits crus, même cuits quand ils conservent leur enveloppe.

Boisson. Eau rougie et sucrée, eau et café noir, décoction légère de quina, bouillon froid coupé de moitié.

TRAITER LES COMPLICATIONS

Complications de l'appareil digestif.

Vomissement. — On ne peut l'appeler complication que lorsque, fréquent d'abord, il devient continu et, par ce fait, symptôme sérieux ; dans tous les autres cas, il n'est qu'un phénomène incident qui ne réclame qu'une surveillance.

Dans le cours du premier septénaire, quand l'état saburral est marqué, le vomissement se juge communément par un *vomitif*.

A partir du neuvième ou dixième jour, il a plus d'importance, et pour le prévenir et le combattre, il faut en chercher les causes : le premier soin est de s'assurer s'il n'est pas le fait de l'intolérance gastrique pour l'un des médicaments employés (quinine, quina, alcool, etc.), auquel cas la conduite est toute tracée.

Est-ce l'état de la bouche et du pharynx, sont-ce les fuliginosités de la langue ou le muguet qui le provoquent ? On recourra au *collutoire* alcalin, au borax miellé ou glycériné.

D'autres fois, c'est la vessie dont la distension est ignorée du malade et du médecin.

Dans les cinq à huit premiers jours, il n'est pas rare de le voir produit par la présence de lombrics émigrant de l'intestin dans l'estomac.

Le vomissement est plus sérieux lorsque, par action réflexe, il marque le début d'une complication pulmonaire ou cérébrale, ou qu'idiopathique, il accuse une altération de la muqueuse gastrique. Enfin, lorsqu'il se présente tardivement, il peut faire soupçonner le début d'une rechute. Pendant la convalescence, c'est souvent un signe de la dilatation ou du relâchement parésique de l'estomac.

Quelle que soit la cause qui produise le vomissement, s'il se renouvelle, il doit être combattu par les moyens qui varient suivant sa cause et sa persistance. (V. la *Technique*.)

Diarrhée, *p. 83*. — L'intestin grêle est le lieu d'élection du *processus typhique*, c'est là où les germes pathogéniques pullulent à l'aise et en partent pour infecter l'économie par résorption.

La diarrhée *modérée* est un bon symptôme, surtout dans les deux premiers septénaires : on doit se garder de la combattre ; elle est l'émonctoire précieux des produits infectieux. Si, au contraire, il y a constipation, il est nécessaire de la provoquer.

Si elle est trop marquée, si elle devient *surabondante*, le collapsus, effet d'une perte sérieuse, exagérée, est à craindre ; une intervention énergique est obligatoire.

Pendant la convalescence, elle n'a plus d'utilité et on doit toujours la réprimer. (Voir la *Technique*.)

Météorisme, *p. 84*. — Cet accident, un des plus pénibles et des plus persistants des formes abdominales, outre la gêne qu'il apporte aux mouvements du diaphragme et par suite à la fonction respiratoire, outre la stagnation des liquides infectieux dans le tube intestinal par la distension de ses tuniques, expose aux hémorragies et à la perforation. (Voir la *Technique*.)

Hémorragie intestinale, *p. 79.* — Il y a deux hémorragies, selon les périodes de la maladie : celle qui s'observe dans les huit ou dix premiers jours peut s'appeler une épistaxis intestinale ; elle résulte d'une hyperhémie exagérée de la muqueuse ; elle peut avoir son utilité et doit être respectée, mais surveillée. Si au lieu d'un sang rouge ou légèrement noirâtre, en caillots surtout et sans odeur de putréfaction, on se trouve en face d'une perte sanguine abondante d'abord, puis liquide, noirâtre et fétide, émise surtout involontairement, il faut intervenir. A cette première période de la maladie, la lésion intestinale n'est pas au degré ulcératif, mais la congestion de la muqueuse, celles du foie, de la rate, peuvent être portées à un degré tel qu'il y a rupture vasculaire.

Tout autre est l'hémorragie qui survient à la période d'état et qui présente les caractères cités plus haut ; les ulcérations d'une part et l'état de décomposition fluide du sang en sont la source. On en comprend la gravité.

Les bains froids ont été accusés d'y prédisposer ; leurs partisans protestent du contraire. L'hémorragie, en ce cas, serait le fait de la pression de la colonne d'eau, d'où une stase mécanique dans le département de la veine-porte, stase qui favoriserait la disposition naturelle à l'hémorragie. On l'a signalée aussi plus fréquente dans la médication salicylée. Les purgatifs répétés, et particulièrement les purgatifs irritants (calomel, médecine noire, jalap), destinés à lever ou une constipation difficile ou plus encore un météorisme inquiétant, peuvent provoquer l'hémorragie. Ces deux derniers états, la constipation et le météorisme, sont capables à eux seuls d'en être cause.

C'est ordinairement d'une manière soudaine et inattendue, sans symptôme prémonitoire, avec un abdomen quelquefois souple ou déprimé et le plus souvent dans des selles involontaires, qu'on la voit paraître. L'accélération du pouls qui faiblit et s'efface et une chute coïncidente de température éveillent le soupçon ; ou encore une chute brusque de la chaleur, soit 1° à 3°, la pâleur, les vertiges, les tintements auriculaires, le froid des extrémités, sont des signes plus certains. D'autres fois, la chaleur abdominale est mordicante.

Le pronostic est des plus graves. Tout doit être mis en œuvre pour combattre cet accident. L'intervention doit être rapide, incessante, et dans l'ignorance où l'on se trouve d'en connaître exactement le siège et la durée, dans l'impuissance où l'on est également d'appliquer le moyen sur la bouche béante ou la surface saignante, puisque nous ne pouvons atteindre l'iléon, on est contraint d'employer successivement ou par choix, selon les cas, tous les moyens possibles.

L'hémorragie intestinale peut cependant être critique et oblige à s'abstenir. Que de tact, plutôt, que d'observation il faut au médecin pour saisir si c'est un bienfait de la nature, une crise qui va être salutaire et qu'il faut respecter, ou si c'est une de ces défaillances auxquelles il faut porter secours ! La quantité, la qualité du sang, l'état général du sujet, celui du pouls, l'époque de la maladie, sa forme, sont des conditions qui dirigeront le praticien dans cette difficile appréciation. (Voir la *Technique*.)

Complications circulatoires, *p. 76*.

Dans l'adynamie générale, quand toute l'économie s'affaisse, que le rein élimine imparfaitement une urine rare, albumineuse, que la fibre cardiaque est atteinte, le choc du cœur faible, les bruits moins nets, le premier

absent ou remplacé par un très léger souffle, qu'il y a
arythmie et que le pouls, d'abord faible, polycrote, devient
irrégulier et intermittent ; lorsque la tension artérielle est
abaissée à l'extrême et produit ce phénomène de l'embryocardie ou rythme fœtal des bruits du cœur donnant au
pouls une petitesse et une fréquence de 130 à 150, signe
avant-coureur de la mort, « signe solennel s'il en fut »
(Huchard), présageant la redoutable syncope ; alors tout
doit être mis en usage, et après avoir recommandé d'éviter
tout mouvement et toute émotion, on s'empressera de
remplir les deux indications suivantes :

Relever la puissance contractile du cœur ;

Relever la force des vaisseaux, c'est-à-dire augmenter
la tension artérielle.

En même temps qu'on administrera à l'intérieur les *stimulants toniques*, les injections sous-cutanées de *caféine*
seront le plus sûr moyen pour relever le cœur, six à huit
par jour, et, s'il y a lieu, injection sous-cutanée d'*éther*
pour en doubler l'action.

Pour fortifier les vaisseaux, l'*ergotine*, par la même
voie, augmentera la tension artérielle. Quelques auteurs
ont proposé la digitale à dose modérée ; je crois qu'on
doit la considérer comme inutile, sinon nuisible, le myocarde étant, en ce cas, presque toujours altéré.

Il est inutile de rappeler qu'ici il y a contre-indication
formelle des bains froids. (Voir la *Technique*.)

Complications broncho-pulmonaires, *p. 81*.

A partir du deuxième septénaire, nous trouvons la toux
chez la plupart des malades ; très discrète d'abord, elle
devient ensuite très pénible et même sérieuse, signe d'une
bronchite limitée ou généralisée, puis d'une hypostase
pulmonaire simple ou double. La forme pectorale est
déclarée, et avec elle les accidents broncho-pulmo-

naires, s'exaspérant au paroxysme vespéral et réclamant une double action, l'une permanente, l'autre intermittente.

Le premier soin est de s'abstenir de tout médicament antifébrile pouvant agir sur le cœur en l'affaiblissant, et en particulier de l'acide salicylique.

La révulsion est la première arme de combat (ventouses, sinapismes, rubéfiants, vésicatoires).

Le traitement interne doit être le plus souvent celui des symptômes adynamiques, c'est-à-dire les toniques généraux et ceux plus spéciaux à l'appareil cardiaque et artériel (caféine, alcool).

Outre la lésion, il y a surtout l'expectoration à surveiller, l'état parésique de l'appareil broncho-pulmonaire rend la toux inefficace, incapable, la sécrétion encombre l'arbre bronchique et réalise à divers degrés l'asphyxie.

Les antimoniaux ont une action bien douteuse, peut-être nuisible parce qu'ils sont hyposthénisants.

Le carbonate d'ammoniaque, alcalin et stimulant, par cette double propriété, facilite la sécrétion de la pituite, le ramollissement des mucosités et leur expuition.

S'il y a nécessité d'agir et menace de suffocation, l'ipécacuana est la seule ressource, à doses rapprochées, le faisant suivre de quelque peu de vin d'Espagne ou d'une potion cordiale.

Une vaporisation d'eau chaude, proche du malade, lui humecte la bouche, le pharynx, et de proche en proche quelque peu les bronches.

Contre l'hypostase, les moyens révulsifs stimulants, et quelquefois la digitale et l'ergotine unies, peuvent être adressées au cœur et aux vaisseaux, c'est-à-dire à la circulation cardio-pulmonaire. (Voir la *Technique*.)

Complications du système nerveux, *p. 71.*

Quand l'insomnie, le délire, la volubilité de la parole, les soubresauts des tendons, la jactitation, les convulsions partielles, s'unissent à la respiration suspirieuse, à la dilatation ou indolence pupillaire, ou ce qui est un symptôme des plus fâcheux à la contraction pupillaire, la maladie aboutit fatalement au coma mortel. Il est urgent de s'efforcer de couper court à ces accidents cérébraux avant qu'ils soient devenus un danger imminent.

Si l'excitation cérébrale appartient au début de la fièvre, les émissions sanguines, les purgatifs dérivatifs et les dépresseurs stibié ou nervin sont d'obligation.

Dans la période d'état, la conduite du médecin est extrêmement difficile, il a à remplir toutes les indications générales et à combattre les troubles nerveux qui n'ont plus le caractère de congestion méningo-encéphalique de la première phase, et qui révèlent bien davantage les actions réflexes.

Dans le décours de la maladie, on peut se trouver soudainement ou graduellement en présence d'un retour de la céphalalgie, du délire, de l'injection conjonctivale, on peut souvent les faire disparaître par de légers hypnotiques.

La dépression extrême et universelle du système nerveux (collapsus) rentre dans la classe des complications de cet appareil.

Le **collapsus** n'est qu'un symptôme, il est vrai, mais d'une majeure telle qu'il ne souffre aucun retardement ; il y a urgence d'intervenir instamment, d'autant que le traitement est ingrat et échoue le plus souvent. Tout se ralentit, fonctions circulatoires et respiratoires, le cœur et le pouls s'affaissent, le cerveau perd ses pouvoirs sensitifs

et moteurs, les sécrétions sont suspendues, le refroidissement et la cyanose accompagnent l'abaissement extrême
de toutes les tensions vitales.

Cet accident, quelquefois prévu, toujours redouté, arrive d'ordinaire subitement ; c'est une diarrhée profuse,
une hémorragie surabondante, une perforation, une réfrigération franchissant les bornes qui en sont l'occasion.

Par quel mécanisme le malade est-il frappé de collapsus ?
Nous le connaissons peu, il est probablement complexe.
Griesinger l'explique par la faiblesse du cœur, la vacuité
des artères, la réplétion des veines et le ralentissement de
la circulation. Pour M. Huchard, la fièvre typhoïde est une
maladie à hypotension artérielle, l'embryocardie devenant un phénomène prédominant, produit nécessairement
et la faiblesse du cœur et celle de la tension artérielle.

Je ne craindrais pas d'y voir plutôt une hyposthénie
cérébro-spinale, par raison toxique conduisant à l'anervie
mortelle. (Voir *Technique*.)

Technique du traitement des complications.
— Appareil digestif.

Vomissements par saburres (vomitif) : — intolérance des médicaments (suspendre) ; — fuliginosités, muguet de la bouche et du
pharynx (collutoire alcalin), — rétention d'urine (sonder et cataplasmes). — Lombrics (santonine). — Dilatation d'estomac en
convalescence (noix vomique en teinture ou poudre). — Ramollissement d'estomac (lait).

Boissons à très petites doses, glacées. — Glace en fragments,
glace pilée et aromatisée. — Eaux gazeuses, Alet, Saint-Alban,
Saint-Galmier. — Potion de Rivière, poudres effervescentes. — Vin
de Champagne frappé.

Deux gouttes laudanum dans une cuillerée d'eau de Vichy répétée plusieurs fois.

Emplâtre de thériaque et belladone sur l'épigastre. — Badigeon
réitéré avec teinture d'iode. — Liniment térébenthiné ou mieux
étoupe imbibée. — Sinapisation gastrique ; vésication à l'ammoniaque double ; vésicatoire classique, simple ou morphiné.

Météorisme (*page 84*). Si *modéré* : infusions aromatisées, anis, angélique, menthe poivrée. — Fomentations émollientes, vin aromatique. — Embrocation, huile camomille camphrée ou anisée. — Compresses froides. — Lavements froids.

Si *plus marqué*. Purgatif léger. — Lavement camomille et gouttes d'essence de térébenthine. — Froid, glace en vessie sur le ventre. — A l'intérieur : acétate d'ammoniaque, — liqueur ammoniacale anisée et liqueur d'Hoffmann ensemble. — Teinture de noix vomique peut-être. Le charbon ne réussit pas. — Quelques sangsues à l'anus, si pléthore veineuse.

Si menace *d'asphyxie* : tenter de porter une large sonde un peu haut dans le rectum, moyen qui semble bien simple, mais qui trompe le plus souvent. — Si le cas est urgent, on est autorisé à ponctionner au trocart capillaire.

Diarrhée (*page 83*). Si *modérée*. — Boissons et régime, tisane de riz. — Fomentations chaudes au pavot. — Demi-lavement amylacé-opiacé.

Si *abondante*, le malade s'affaiblit, employer successivement : tisane de riz et teinture de cachou, décoction de colombo. — Julep, 150 gr. et sous-nitrate de bismuth, 4 à 6 gr., craie précipitée, 2 à 4 gr., laudanum, 10 gouttes. — Infusion d'ipécacuana, 1 gr. pour 250 gr. — Potion alcoolique additionnée de teinture de cachou ou teinture de ratanhia. — Potion à 2 cent. acétate de plomb. — Poudre Dower, 15 cent. plusieurs fois. — Pilules acétate de plomb et opium. — Compresses froides — tannin avec opium. (Glénard.) — Alun, 1 à 4 gr. en vingt-quatre heures. (Fouquier.) — Les préparations de nitrate d'argent, 4 à 5 cent. en vingt-quatre heures, réservées pour les cas rebelles, action douteuse.

Si diarrhée *persistante* après la fièvre tombée, pendant la convalescence : Diète lactée avec eau de chaux. — Lait avec rhum et cognac. — Lavement avec acétate de plomb, 10 gouttes, et laudanum, 15 gouttes. — Fomentations continues. — Cataplasmes. — Sirop ou tisane de perchlorure de fer. — Œufs, suc de viandes crues. — Vins au tannin. — Si le malade est transportable, séjour à la campagne.

Hémorragie intestinale (*page 79*). — Repos absolu, air frais, ventilation, le corps suffisamment couvert. — Boissons, lait glacé, limonade à l'eau de Rabel glacée. — Potion d'ergotine, 4 gr., acide gallique, 50 cent., sirop de térébenthine, 30 gr., eau de tilleul, 120 gr. à prendre une cuillerée chaque heure. — Alterner avec eau hémostatique Léchelle ou solution de 40 gouttes perchlorure de fer et eau, 140 gr.

L'hémorragie continue ou est soupçonnée continuer. — Injection sous-cutanée d'ergotine d'Yvon. — Lavement de ratanhia à la glace. — Application prolongée de glace sur le ventre.

Le cas est désespéré. — Soutenir vigoureusement le dynamisme général. — Potion alcoolique de Todd, à dose progressante. — Potion de Graves : huile de ricin, 10 gr., essence de térébenthine, 6 gr., eau, 90 gr. à prendre par cuillerée toutes les six heures. — L'unir à l'opium (la térébenthine et l'opium réussissent s'il y a grande chaleur et fréquence du pouls). — Proscrire le bain froid. — Transfusion recommandée par le docteur Gibert, à laquelle nous n'aurions pas confiance, soit la transfusion sanguine, soit celle d'eau salée.

Perforation intestinale *(page 84).* — Immobilisation absolue de l'intestin. — Ni explorer, ni palper, supprimer aliments, boissons, médicaments. — Opium à haute dose, 1 cent. toutes les demi-heures ; injection hypodermique de morphine. — Vessies de glace sur le ventre ou compresses froides. — Si soif ardente et vomissements : glace en petits fragments, suc d'orange glacé. — Si péritonite consécutive : glace ininterrompue, frictions mercurielles. — Eviter tout laxatif et ne donner longtemps que des aliments liquides très clairs.

Appareil circulatoire.

Epistaxis *(page 79).* — Si *abondante* mais lente : — Tamponnement extérieur de la narine, réfrigérants frontaux, cataplasmes sinapisés membres inférieurs; injections nasales vinaigrées, perchlorure de fer très étendu, priser poudre arabique et tannin.

Si *très abondante* : Sinapisation inférieure, ligature des cuisses, tamponnement intérieur à la sonde de Belloc, glace sur le front, à l'intérieur ergotine et tannin.

Faiblesse du coeur et **Embryocardie** *(page 76).* — Relever la partie contractile du cœur. — *Digitale* insuffisante, difficile, dangereuse. — *Caféine,* injection sous-cutanée, six à huit par jour. — *Ether,* injection sous-cutanée, réveille passagèrement la contractilité. — *Vins, alcools, acétate d'ammoniaque, café* à l'intérieur.

Pr. Benzoate de soude,   3 gr. ⎫
    Caféine,   2 gr. ⎬ pour 4 injections.
    Eau,   6 gr. ⎭
Solution à chaud.

Relever la force des vaisseaux. — *Ergot* de seigle infusé. — *Ergo-*

tine, 1 à 2 gr. en injections sous-cutanées. — Traitement intérieur, *ut supra*.

Nous n'admettons le mode cardiaque (p. 77) que pour un trouble ou une complication.

Appareil broncho-pulmonaire.

BRONCHITE PARTIELLE OU GÉNÉRALISÉE. — Révulsion proportionnée : *Ventouses sèches*, trente à quarante matin et soir, membres inférieurs et lombes, surveillées pour qu'elles ne lèvent point.

Cataplasmes sinapisés, plutôt que sinapismes, membres inférieurs ; *vinaigrés* pour enfants ou les peaux délicates.

Frictions térébenthinées (essence térébenthine, 50 gr., alcool, 140 gr.) ou *ammoniacales* (alcool, 60 gr., ammoniaque, 15 gr.), membres inférieurs, dos, lombes, ménager l'épiderme.

Vésicatoires. Indiqués pour une action continue ; éviter de les placer sur les parties déclives sur lesquelles le corps repose.

Vapeur d'eau proche du malade lui permettant l'inhalation de vapeur chaude.

Vaporisation de Griesinger, pulvériser sur et autour du malade, infusion de tilleul avec une ou deux cuillerées d'essence de térébenthine.

Si *dyspnée suffocante*. Ipécacuana pulvérisé, 50 cent. de demi-heure en demi-heure. Julep carbonate d'ammoniaque, 25 cent.

CONGESTION PULMONAIRE SIMPLE OU DOUBLE. — *Ventouses* sèches, *ut supra ; scarifiées* si nécessité d'émission sanguine locale, préférables aux sangsues.

Affusions froides. Sur lit de sangle, lotions *rapides* sur le tronc, essuyer vivement, replacer sur un lit, serrer dans une forte laine, une fois par jour, suspendre si défaut de réaction.

Musc, 1 à 2 gr. en potion, névrosthénique bulbaire.

Position variée, décubitus latéral.

Toniques généraux, quina alcoolisé, punch.

Si *hypostase* simple ou double (pneumo-typhode). *Affusions, ut supra*. — *Grands vésicatoires volants*, côtés du thorax, appliqués quatre à cinq heures, pansements à la gutta, à la fomentation de guimauve, au cataplasme ; ménager l'épiderme. — Potion *alcoolique* de Todd. — Potion d'*ergotine*, 4 gr. — Toniques.

Appareil cérébro-spinal.

CÉPHALALGIE *(page 71),* du *début* avec phénomènes gastriques. Vomitif à l'ipéca stibié. — Si pas de selles, le lendemain sulfovinate de soude, 20 gr.

Céphalalgie *persistante.* — Réfrigérants sur le front, oxycrat, éther acétique, eau de laurier-cerise, eau sédative. — Bande serrée autour de la tête. — Ventouses sèches à la base du cou et sur les épaules. — Cataplasmes sinapisés sur la nuque, sur les membres inférieurs. — Ligature momentanée de ces derniers.

Céphalalgie avec *fluxion encéphalique* très marquée ou continue. — Trois ou quatre sangsues aux tempes ou aux mastoïdes. — Affusions froides ou irrigations, ou glace en vessie, les cheveux préalablement coupés. — Saignée s'il y a lieu.

Céphalalgie *violente* sans être continue. — Sur le crâne compresses et fomentations chaudes. (Graves.) — Onctions avec pommade au cyanure de potassium, 10 cent. pour 20 gr. — Analgésine, six paquets de 40 cent. pour vingt-quatre heures. — Coupe des cheveux.

INSOMNIE *(page 72).* — Eau de fleur d'oranger pure par cuillerées. — Eau de laurier-cerise, 15 gr. en potion. — Potion éthérée.

Si on veut employer l'opium : — pilules de cynoglosse de 10 cent. — Potion avec 15 à 30 gouttes élixir parégorique. — Poudre Dower, 25 à 40 cent. — Demi-cent. morphine en injection sous-cutanée. (4 à 5 cent. de camphre préviennent les malaises encéphaliques de l'opium, comme 10 à 15 cent. de poudre de digitale préviennent la diminution des émonctoires.)

Si on a lieu de redouter l'opium : — Bromure de potassium ou de sodium, 1 à 2 gr. — Chloral, 1 à 2 gr., dans le premier septénaire seulement à cause de son action déprimante du cœur. — Unir le bromure à la codéine, 1 gr. et 1 cent. — Le bromhydia, excellente préparation, une cuillerée à café.

ACCIDENTS CÉRÉBRAUX. — Si au *début,* symptôme de congestion encéphalique ou spinale : — Émissions sanguines, saignée, sangsues à la nuque, aux oreilles. — Froid continu sur la tête, calotte de Dumontpallier.

Potion de Graves : Eau de menthe, 8 gr.

Tartre stibié,   20 cent.

Julep,   120 cent.

Une cuillerée chaque heure, jusqu'à effet appréciable. — Révulsifs doux, membres inférieurs.

Dans le cours de la fièvre :

Si *délire* violent, ataxie.

Bains froids à 22° et 26° avec affusion froide, friction, enveloppement de laine, lit chaud ; 10 minutes après bouillon. — Bains progressivement froids, 12 à 20 minutes, sans affusion. — Drap mouillé. — Les bains tièdes prolongés ne font rien. — Vessie d'eau froide ou glacée sur la tête préalablement rasée. — Enveloppement des membres inférieurs dans flanelle imbibée d'eau très chaude.

Potion de Graves très surveillée ; on peut l'additionner de 4 à 8 gouttes noires anglaises. — Bromure et chloral à dose ménagée.

Si *convulsion :* — pas de bain. — Affusions répétées. — Vessie de glace sur la tête. Chloral.

Si *coma :* — Large vésicatoire sur la tête. — Vésicatoires sur les cuisses. — Potion de Todd.

Si en défervescence et convalescence, retour des symptômes cérébraux : — Antiphlogistiques modifiés. — Vésicatoires. — Opium à petite dose, antispasmodiques.

Collapsus. — Réchauffer le malade, sinapiser ; frictions alcooliques additionnées d'ammoniaque ou d'essence de moutarde noire.

Si la déglutition est possible : — Eau de mélisse des Carmes. — Potion alcoolique. — Potion avec musc et teinture de fèves de Saint-Ignace ou gouttes de solution de strychnine. — Punch, café, infusion de kola très chaude, vins généreux. — Injection sous-cutanée de caféine.

Si la déglutition est impossible : — Lavements à l'alcool, au camphre ou aux sels ammoniacaux. — Injection sous-cutanée d'éther, de caféine ou de la mixture : Essence d'anis,   1 gr.

                   Alcool à 85°,   24 gr.

                   Ammoniaque liquide,   5 gr.

15 à 30 gouttes réparties entre chaque membre.

Si la résolution se prolonge : — larges vésicatoires sur les cuisses. — En dernier lieu vésicatoire sur la tête.

Si état désespéré : — inhalation d'oxygène. — **Marteau de Mayor.** Electrisation du pneumo-gastrique.

RÉPARER. — CONVALESCENCE

D'autant plus lente que la maladie a été plus longue, d'autant plus difficicile et périlleuse que la maladie a été plus grave, la convalescence ne peut être dirigée que par le médecin.

Nous avons déjà décrit antérieurement (p. 100) la convalescence dans ses signes, ses difficultés, ses dangers. Nous rappelons encore le précepte d'Hippocrate : de restaurer avec lenteur les corps amaigris lentement, et rapidement ceux amaigris en peu de temps. Nous renouvelons aussi nos principes directeurs de la réparation alimentaire : 1° rester sur l'appétit ; 2° un seul repas suffisant ; 3° résister au malade ; 4° diriger le régime solide, d'après l'observation des urines, de la température, de l'albuminurie et de la tolérance digestive (p. 101).

La convalescence établie, ce qui frappe, c'est l'amaigrissement ; ce résultat fatal est poussé tellement loin, qu'il se trouve des malades qui ont perdu jusqu'à un quart de leur poids.

L'amaigrissement se précipite au moment de la convalescence ; la disparition des villosités des valvules conniventes et des glandules, réduit de beaucoup la surface absorbante, ce qui explique ce fait paradoxal que les typhoïdés ne maigrissent pas dans la période aiguë, seulement à la troisième ou quatrième semaine, où ils deviennent *autophages ;* on dit qu'un typhoïdé va bien quand il maigrit.

Dans cette déperdition, il y a à tenir compte de la perte du poids, suivant la masse totale et suivant les éléments de cette masse ; il y a celle des tissus nécessaires (muscles, etc.) et celle des tissus seulement utiles (adipeux).

La réparation des appareils, la guérison des lésions, le retour des fonctions se faisant d'une manière inégale, irrégulière, incohérente même, la faiblesse physique, la faiblesse morale, cette petite fièvre nerveuse, si trompeuse, sans nouvelle lésion, sans aucun phénomène d'affection locale, obligent l'attention soutenue du médecin, en position souvent perplexe, ne sachant s'il doit modérer ou aider l'élan de réparation.

Les aliments solides et substantiels ne seront donnés que lorsque les fonctions digestives seront redevenues normales. Le système nerveux, si fort épuisé, demandera un grand repos, un long sommeil, une complète inaction et l'éloignement de la plus petite fatigue.

Technique.

Convalescence. — Après les bouillons et les lactés de la période d'état, la défervescence étant marquée, choisir et employer *successivement* suivant les cas :

Alimentation : — Potages, tapioka, semoule, vermicelle au lait, au bouillon. — Panades claires, bouillons de pain, crème de riz, crème d'orge. — Riz au lait, riz au gras, bouillies. — Soupes maigres, à la vierge, à la reine, julienne passée. — Soupes grasses, gelée de viandes. — Lait de poule, pain au lait, œuf dans le bouillon, œuf sans pain. — Bouillon américain, thé de bœuf. — Huîtres, pruneaux, pommes cuites.

Poisson léger, merlan, œuf avec pain. — Grenouilles. — Cervelle. — Pommes de terre très cuites.

Viandes blanches, poulet, pain de viande. — Œufs au jus, jus de viande. — Féculents, purée de légumes. — Pas de crudités, ni de fruits, sinon les pulpes très mûres et sucrées.

Côtelettes. — Beefsteaks. — Viande crue, 50 à 100 gr. pour les malades inanitiés par une très longue durée.

Boisson. — Vin de Bordeaux, de Bourgogne, à peine coupé et sucré. — Tardivement beef-lavoix et vin de Vial par petits verres.— Eaux de Saint-Galmier, Vals, Pougues, Bussang, Pardina. — Dans l'intervalle des repas, du lait presque à la discrétion du malade.

Lever tardif, frictions sèches, quotidiennes, sur les membres, promenades graduées. — Séjour à la campagne.

Quelques accidents de la convalescence.

LARYNGITES avec ulcérations. — Traitement soutenu et énergique: — Pulvérisation, liqueur de V. Swieten, trois à quatre fois par jour, pendant dix minutes. — Vaporisation, eau chaude, sulfureuse. — Insufflation, tannin. — Révulsifs, vésicatoires, pointes de feu, onguent mercuriel. — Vomitif si suffocation. — Trachéotomie, ressource dernière.

DOULEURS des membres, hyperesthésies cutanées, rachialgie, douleurs thoraciques, etc. — Onctions calmantes, huile de morphine, de jusquiame, baume tranquille, huile chloroformée. — Frictions douces ou humides à l'éponge. — Bains tièdes au tilleul. — Fomentations, pavot, belladone, laurier-cerise. — Applications, feuilles belladone, morelle. — Injections sous-cutanées morphine, codéine, eau pure.

Si rachialgie, *ut supra*, plusieurs ventouses sèches. — Potion, bromure, 2 gr., codéine, 2 centigr. — Analgésine, cachets de 25 centigr.

SUPPURATIONS. — Les abcès sous-cutanés, intérieurs et intra-musculaires seront ouverts hâtivement. — Pansement antiseptique, injection avec vaseline liquide iodoformée et stérilisée.

ESCHARES. — Jettent les malades dans un état de souffrance continuelle, avec insomnie, agitation, pseudo-fièvre.

Moyens préventifs : Régime substantiel, analeptique. — Etat du lit : propreté, sécheresse, changement fréquent, éviter les plis du linge. — Lavages à l'alcool camphré.

Si rougeur, collodion élastique ; position. — Si ulcération, lotion avec solution nitrate d'argent (1/40). — Cataplasme humide et très épais aromatique. — Toile fortement tomenteuse imbibée de liquides émollients calmants. — Torche, coussin à air, sac de caoutchouc hydrofère.

Eschares détachées. — Lavages boriqués. — Pansements deux ou trois fois par jour avec :

    Pr. Huile de ricin.
      Baume du Pérou.
      M. q. s. p. consistance sirupeuse.
    Pr. Vaseline, 50 gr.
      Cocaïne,   2 gr.
    Pr. Vaseline,   50 gr.
      Iodoforme, iodol. Aristol,   4 gr.
    Pr. Hydrate de chloral,   10 gr.
      Eau distillée,   600 gr.
      Lavage et plumasseau.

Si douleur intense :

      Suppositoires à l'antipyrine, 1 gr.
      Morphine,   1/2 cent.

PRÉVENIR. — PROPHYLAXIE

On a toujours dit que pour se garantir d'un mal régnant il fallait se conserver en un parfait état de santé et maintenir intacte l'harmonie des fonctions ; c'est le moyen de lutter soi-même et par ses forces seules, contre l'infection et la contagion.

On s'explique maintenant assez bien la disposition réfractaire, l'immunité de beaucoup d'individus, de ceux surtout exposés incessamment à la contagion.

On donne le nom de *phagocytose* à une fonction cellulaire physiologique qui consiste dans la propriété qu'ont les globules blancs, les leucocytes, d'absorber et de détruire certains microbes pathogènes. Lorsqu'on recherche pourquoi les bacilles et les spores putrides ou typhoïdes, portés en nombre et en pureté à la surface de nos muqueuses ou même dans nos tissus sains ne peuvent se développer et produire la maladie, on découvre qu'il existe dans notre organisme sain menacé par les spores un système défensif bien utile à ménager, que les phagocytes (leucocytes) englobent les bacilles et les spores, les dévorent pour ainsi dire et détruisent très vite ainsi les envahisseurs. De là, on comprend que toutes les circonstances défavorables aux phagocytes, les empêchant d'affluer sur les points attaqués, paralysant leur activité ou agissant de toute autre manière, doivent favoriser le développement sporulaire et l'éclosion de la maladie.

Le régime raisonnable et raisonné est donc un des premiers préservatifs du mal.

Il faut admettre aussi qu'à côté de ces réfractaires naturels, il y a des réfractaires pathologiques ; les cardiaques-mitraux, les tuberculeux, les cancéreux, on dit même les syphilitiques, enfin les sujets d'une première atteinte, la fièvre typhoïde étant une des maladies vaccinantes, procure l'immunité comme la variole, la rougeole, etc.

Créer des réfractaires artificiels serait une louable entreprise ; c'est ici qu'on entre dans le domaine de l'antisepsie préventive ; a-t-on réussi par le cuivre pour le choléra, par le plomb pour les tuberculeux ? On a été plus heureux par la quinine pour la malaria. Détruire à temps les colonies microbiennes de putréfaction dans leur ensemble, ou troubler de suite leur évolution qui engendre les poisons résorbables, voilà le vœu. Il faut le reconnaître, les moyens de l'antisepsie préventive sont si incertains, que nous sommes réduits à n'attaquer l'ennemi qu'au dehors, avant son entrée dans la place.

Prophylaxie spéciale. — Les instructions du conseil d'hygiène publique du département de la Seine résument les précautions à prendre près des malades atteints de fièvre typhoïde : nous les trouvons reproduites dans celles adressées au public par la commission municipale d'hygiène de notre ville.

L'*isolement* est le préservatif radical ; il n'est pas toujours possible, préférable à la libre pratique, il est cependant moins nécessaire lorsqu'on sait s'entourer de toutes les précautions recommandées. Il faut d'abord éloigner les personnes chez lesquelles on peut craindre une condition de réceptivité, les jeunes gens, les sujets qui n'ont jamais été touchés, les individus fatigués, surmenés ou privés du nécessaire, ceux habitués aux excès même intellectuels, enfin toute personne chez laquelle on soupçonne un degré d'épuisement nerveux ou toute autre cause ayant déprimé la vitalité. — Dans les hôpitaux, seront évacués les malades capables de contracter la maladie.

Le malade sera placé dans une chambre séparée, sans tapis, ni rideaux, ni tentures, aérée plusieurs fois par jour. Seul, le personnel de soins y pénétrera, et une propreté excessive du malade sera le sujet de son incessante attention.

Les médecins, infirmiers, internes, sages-femmes, etc., seront donc tenus à des précautions particulières : vêtements spéciaux, lotions de la face, des mains, de la bouche (Netter vante le gargarisme acidulé prophylactique). Après les autopsies, tout médecin renoncera au toucher et à la visite des femmes en couche.

Désinfection. — L'instruction du conseil d'hygiène de la Seine recommande comme désinfectant le sulfate de cuivre, 25 à 50 grammes, pour un litre en solution faible ou forte ; nous employons indifféremment ce sel ou le chlorure de zinc.

Enlever rapidement les draps, linges souillés et humides, les immerger immédiatement dans un baquet d'eau très chaude, savonneuse, ou cuivreuse, ou saturée de sel marin. On les désinfectera ensuite, soit à l'étuve, soit en les faisant bouillir dans une lessive de soude.

Ce sont les selles et matières fécales, réceptacles du contage, qu'il faut désinfecter au plus tôt, quoiqu'elles ne soient pas infectieuses de suite : il en est de même des autres excrétions, urines, expectoration, sueurs, qu'il est préférable de retenir humides, leur poussière étant très dangereuse. Les selles reçues dans des vases à eau phéniquée, soit dans une solution de sulfate de cuivre ou de chlorure de zinc, seront rapidement enlevées. D'après MM. Richard et Chantemesse, la chaux détruit sûrement le bacille, et le lait de chaux stérilise très bien les selles typhiques et dysentériques.

Les fèces seront donc jetées dans les fosses que l'on doit désinfecter chaque fois, lavant à grande eau la cuvette et le tuyau de chute en employant l'acide phénique, le chlorure de chaux, le sel de cuivre ou le sublimé en solution.

A la campagne, les selles seront enfouies, et non jetées sur le sol ou sur les fumiers.

Les cadavres seront mis très tôt en bière sur la sciure de bois arrosée de solution phéniquée, et entourés de linges saturés de solution savonneuse ou cuprique.

La désinfection générale *post morbum* ou *post mortem* ne peut être *privée*, elle se fait ainsi dans des conditions déplorables qui la rendent parfaitement illusoire, c'est un trompe-l'œil qui peut amener une dangereuse sécurité.

Les familles au milieu desquelles a évolué une maladie infectieuse doivent s'adresser au bureau municipal d'hygiène, qui se charge lui-même des opérations désinfectantes des habitations et de celle à l'étuve sous pression pour les objets mobiliers.

Technique.

Désinfection des garde-robes. — Les recueillir dans des vases avec :

Solution phéniquée, 50/000 ou

Solution sulfate de cuivre, 50/000 ou

Solution chlorure de zinc, 50/000 ou

Solution chlorure de chaux, 50/000 ou

Solution de sublimé, 1/2000.

Lait de chaux (chaux éteinte récemment, employer la préparation récente, 2 vol. de lait de chaux pour 100 vol. matière fécale).

Désinfection des fosses. — Laver la cuvette et le tuyau de chute avec l'une des solutions précitées. — Lait de chaux : lorsqu'on l'ajoute dans une fosse, il y a dégagement d'ammoniaque, une partie de la chaux se trouve perdue pour la désinfection, on doit en ajouter un excès, tant que la fosse n'accuse pas une réaction alcaline.

Désinfection des linges, etc. — Plonger dans une solution bouillante d'acide phénique, 2/00. — Solution bouillante savonneuse. — Solution saturée de sel marin, additionnée de solution de sulfate de cuivre, chlorure de zinc ou sublimé.

Désinfection des cadavres. — Sciure de bois et charbon *ad libitum*, arrosée d'eau phéniquée, 5/00. — Enveloppement de linges imbibés de la solution savonneuse :

Savon noir,   15 gr.

Eau bouillante, 5 litres,

ou de la solution cuprique.

PROPHYLAXIE GÉNÉRALE

Dans une grande ville, plus grande est l'insalubrité, plus grands sont les soins à prendre pour la détruire ou l'amender.

La fièvre typhoïde, parmi les puissances néfastes qui mettent l'humanité en coupe réglée, semble être liée plus qu'aucune autre à nos habitudes sociales, à nos agglomérations, aux souillures, aux impuretés que nous répandons autour de nous; aussi relève-t-elle de l'hygiène générale des villes et des habitations, et l'on peut dire que l'extinction de la fièvre typhoïde est la mesure de la façon dont une administration sanitaire aura fait son devoir, l'assainissement des centres urbains, à ce point de vue, est devenu une *œuvre nationale*.

La prophylaxie typhoïde revendique un traitement exclusif, rationnel; il est fondé sur la connaissance de germes putrides, d'un contage, d'un agent spécifique, de leurs modes possibles de génération et de contamination, et avec ces données douées d'une exacte certitude, elle a ses moyens de préservation qu'elle présente avec autorité.

Le *sol* est perméable ou à revêtement dur; il faut le protéger de la pénétration des substances infectieuses : maintenir la propreté des rues par l'arrosage, l'enlèvement des poussières, des boues, des immondices, des récipients fécaux, la surveillance des fosses et des puits absorbants; l'attention doit même se fixer sur l'heureuse disposition des plantations.

Les *habitations* seront assez spacieuses pour recevoir une aération et une ventilation suffisantes, les parois et les planchers assez imperméables pour être lavés facilement.

L'encombrement dans les casernes, dans les dortoirs, dans les groupes militaires ou industriels, est un fauteur de réceptivité. S'il y a foyer morbide, évacuation d'abord, puis les locaux seront grattés, lavés, repeints, blanchis et au besoin passés à l'acide sulfureux; le blanchiment des murs par le lait de chaux à 50 °/₀ peut être considéré suffisant pour désinfecter les locaux où auront stationné les typhiques ou les cholériques, quoique insuffisant pour la tuberculose et le charbon.

L'eau de boisson est le principal véhicule des germes morbides, d'où la nécessité pour une ville facilement endémiée d'avoir une distribution d'eau pure; aussi voyons-nous toutes les villes s'occuper de l'eau consommée par les habitants. Besançon, sous ce rapport, est une ville privilégiée; l'eau des sources d'Arcier et d'Aglans est de première qualité.

Rien ne vaut la bonne *eau de source naturelle* provenant d'une nappe souterraine, éloignée des agglomérations humaines, dans les terrains secondaires et amenée par des conduites étanches, elle ne contient jamais de microbes pathogènes. A Vienne, la fièvre typhoïde a presque disparu depuis que l'eau de source a remplacé l'eau du Danube.

L'eau de rivière filtrée, quoique peu nocive, ne peut en tenir lieu. C'est à quoi sont réduits Londres, Calcutta, etc. Berlin n'a que les eaux filtrées de la Sprée et du lac Egel; la Sprée est un cours d'eau très souillé.

Aucun procédé de purification ne peut donc suppléer à l'eau de source, malgré les grands progrès réalisés dans la technique de la filtration des eaux.

Dans l'impossibilité de se procurer des eaux de source, des eaux minérales ou des eaux filtrées, on aura recours à *l'eau bouillie*, beaucoup moins indigeste qu'on ne le suppose et dont l'ébullition a détruit à la fois les microbes et les toxines.

Le filtrage des eaux de rivière au moyen de bassins de sable, sous pression de haut en bas, laisse passer des bactéries, seulement en proportion diminuée ; le meilleur filtrage est celui qui s'opère à travers le sol après un long parcours. Les filtres à charbon, à éponge de fer, sont illusoires. On peut dire qu'aucun appareil ne donne avec sécurité une eau absolument pure ; le meilleur s'encrasse et perd graduellement son débit. Est-on certain qu'il débarrasse des bacilles dangereux et des principes organiques nuisibles ?

Jusqu'ici, ce que nous avons de plus parfait est le *filtre Chamberland*, en biscuit de porcelaine et avec pression. Il se compose d'une éprouvette de porcelaine dégourdie, dont l'extrémité libre est fixée sur le bord d'un cylindre métallique qui la coiffe et la contient à l'aide d'une occlusion à vis très hermétique. L'eau arrive sous pression de une à quatre atmosphères dans l'intervalle des deux tubes et s'échappe en traversant de dehors en dedans les parois du vase en porcelaine ; de celui-ci elle s'écoule au dehors par un robinet inférieur. Les expériences sont favorables à ce filtre ; mais s'il s'oppose au passage des microbes, offre-t-il aux toxines sécrétées une barrière suffisante ? Comme tout filtre, il s'obstrue ; on le répare en l'exposant dans un four à une température assez élevée pour brûler les matières organiques interstitielles. Son inconvénient est de fournir l'eau en petite quantité ; pour les établissements et les habitations collectives, on les réunit en batteries de cent à cent cinquante.

Il est des localités qui, n'ayant ni cours d'eau ni source, doivent recueillir l'eau dans de grands réservoirs ; plus leur dimension est grande, plus le résultat est certain ; l'eau s'y purifie par un repos prolongé ; les expériences de MM. Hermann, Folet et Dunant (1885) l'ont prouvé pour l'eau des lacs. La purification de l'eau s'opère donc avec sa tranquillité quand elle est en masse, qu'elle n'est pas agitée par la voie d'entrée et le robinet de sortie suffisamment distant du fond. Le nettoiement fréquent du bassin reste toujours obligatoire.

Les *égouts* sont un milieu très favorable au développement des bacilles; ils s'y multiplient comme dans un bouillon de culture. Bien compris, les égouts devront avoir une pente suffisante et recevoir une quantité d'eau capable de les laver et d'empêcher la formation de cloaques stagnants. Les soupiraux seront à soupape, et, pour s'y rendre, les eaux ménagères ne devront pas circuler à ciel ouvert. Tout égout doit se déverser dans la rivière.

Vidanges. Les vidanges peuvent exister en fosses plusieurs années sans être nuisibles. Le poison putride, inactif, a besoin, pour se produire, de conditions dépendantes de la température, de l'atmosphère, de l'absence d'ozone; même, selon M. Jaccoud, les matières fécales ne deviendraient *typhogènes* qu'autant qu'elles renfermeraient le bacille typhique.

La grande question des réservoirs ou latrines restera toujours pour les villes un problème presque insoluble.

Les *fosses fixes* et *communes*, non étanches, sans eau, sans trappe, avec des cabinets misérablement installés, communiquant largement avec l'atmosphère et infiltrant facilement, sont encoce très fréquentes dans les maisons anciennes de notre ville.

Les fosses *fixes étanches* ou à peu près, sans eau, avec un tuyau de chute et des orifices sans oblitération sérieuse ou des obturateurs automatiques souvent hors d'usage, cependant munies d'une cheminée de dégagement, appartiennent à la pluralité des maisons de nos faubourgs.

Les fosses *fixes* à cuvette, soupape et lavage automatique, plus hygiéniques, se rencontrent dans nos constructions modernes. Les water-closets à l'égout, à moins d'un siphon fonctionnant bien, comme toutes les fosses

que nous venons d'énumérer, laissent remonter les gaz
qui, près des toits, infectent les étages supérieurs.

Le système des *tinettes mobiles* est le procédé préférable partout où l'on ne peut établir le tout à l'égout ; il
exige quelques dépenses et aussi des assainissements fréquents, mais il semble le plus sûr. L'armée parait adopter
avec avantage ce mode de vidanges.

Les *puisards* et puits perdus, encore en certain nombre
dans notre ville, ne sont pas toujours des causes d'insalubrité, comme on le redit trop souvent sans examen.
N'étaient-ils pas même autrefois une de nos causes de salubrité ? Ce sont des puits ou canaux souterrains atteignant la nappe profonde, faisant l'office d'égouts et lavés
par les eaux aussi souvent que s'élève le niveau de la
rivière.

Technique.

Désinfection. — Dans les villes pourvues d'appareils à désinfecter,
les matelas, les couvertures, draps, objets de literie, hardes, vêtements, peuvent être désinfectés à l'*étuve à vapeur sous pression*. Il
faut 120° de chaleur pour tuer les germes tout en ménageant les
objets. Les appareils à simple vapeur sont illusoires ; à défaut
d'étuve sous pression, on peut se servir de la vapeur sulfureuse,
mais quelques objets peuvent être détériorés ; ceux sans valeur devront être brûlés.

A la campagne, l'exposition à l'air libre pendant deux ou trois
semaines suffit assez sûrement ; l'action de l'air, de la pluie et de
la lumière s'unissent pour assurer la destruction des germes pathogènes. Un procédé de pratique rurale est d'immerger, un assez long
temps, dans l'eau très chaude, saturée de sel marin, les hardes,
linges, pièces de literie, etc.

Les *aliments* et les *denrées* doivent être soumis à une surveillance
incessante. Cette mesure, très négligée dans nombre de localités de
la France, est rigoureusement observée dans notre ville, où l'on
n'admet à l'abattoir aucun animal soupçonné malade, ni sur les
marchés l'apport de viandes, de légumes ou de fruits avariés.

La mesure est plus difficile à appliquer au *lait*. Dans les fermes,
on a trop souvent l'habitude de couper le lait que l'on apporte en

ville. Si l'eau puisée au voisinage pour faire le coupage a été contaminée par une infiltration putride, elle devient, par son mélange avec le lait, un facteur de maladie.

Devons-nous maintenant demander des mesures administratives? Le service des épidémies avec son médecin est-il d'une grande efficacité? Un bureau d'hygiène, comme celui qui fonctionne à Besançon, et un service sanitaire en cas d'invasion épidémique me paraissent une très heureuse innovation. Grâce à lui, le pouvoir public se charge de faire procéder à l'opération délicate de la désinfection des objets et des locaux.

La déclaration obligatoire est peu réalisable, elle répugne à nos mœurs et trouve sa condamnation dans le secret médical. Cependant, à Bruxelles, elle est prescrite. Un inspecteur se rend dans l'habitation de la maladie contagieuse, en étudie les conditions hygiéniques, en signale les défauts et prescrit les précautions à prendre.

Ce qui serait désirable, c'est qu'une instruction prophylactique, pour *chaque* maladie infectieuse, fût préparée d'avance et distribuée le cas échéant.

TRAITEMENT DE LA FIÈVRE TYPHOIDE

CHEZ LES ENFANTS

Nous avons pu entrevoir (p. 54) quelles différences dans les symptômes et les lésions typhoïdes se rencontrent chez les enfants ; chez eux surtout les règles thérapeutiques trouvent plus difficilement leur application ; de la prudence et du jugement, savoir temporiser plus que trop agir, apprécier les détails, comprendre l'influence de la faiblesse et combattre tout ce qui est douleur, voilà les qualités et le rôle du médecin des enfants.

Au début, un éméto-cathartique doux, plus tard, s'il y a lieu, des purgatifs minoratifs ; l'émission sanguine proscrite ou réservée à un cas exceptionnel ; au contraire, la médication émolliente, tempérante, calmante, une balnéation particulière ; les toniques jamais trop excitants, employés mais surveillés ; la diète sévère pendant la plus grande partie du cycle fébrile ; le traitement des complications réclamera presque seul une intervention active.

Technique.

Voir traitement de Serres d'Alais, page 149.

Hygiène. — Souvent changer de linge, de literie et même de chambre. — Température égale. — Lotions quotidiennes, tièdes, aromatiques, éviter le refroidissement.

Boissons. — Lait coupé, bouillon dégraissé et coupé, deux tiers vin très étendu. — Sirop de framboises, tilleul, fleur d'oranger.

Hyperthermie. — *Bains froids;* dangereux par la tendance aux congestions pulmonaires, par la dépression des forces, le choc en retour. — *Balnéation* graduellement refroidie, 2° au-dessous de la température du malade, refroidir de 1° de dix en dix minutes, cesser à 30° ; au-dessous, il y a frisson, dépression ; frictions vigoureuses et enveloppement de laine.

La *quinine* est toujours très utile au traitement des enfants. — La teinture d'aconit, 1 gr. en pot. pour 24 heures. — Antipyrine avec précaution, par 10 centigr.

Abdomen. — Constipation au début ; huile de ricin, cesser aussitôt la diarrhée. — Lavements émollients phéniqués. — Embrocations à l'huile de camomille camphrée ou anisée, laudanisée, cataplasmes.

Diarrhée, coliques. — Lavement avec deux gouttes laudanum, matin et soir. — Lavement de bismuth et laudanum. — Sirop de monésia.

Adynamie profonde. — Teinture de noix vomique, deux ou trois fois, cinq à six, puis huit à dix gouttes, suspendre quand agitation des jambes. — Alcool, 10 à 15 gr. par jour dans un julep, vers le deuxième septénaire surtout. — Révulsifs sur les jambes.

Excitation cérébrale. — Délire, agitation. — Froid sur le front. — Cataplasmes vinaigrés aux membres inférieurs. — Lavages froids. — Chloral, 50 à 60 centigr. — Musc, 10 à 15 centigr. — Bromure potassium, 80 centigr. à 1 gr.

Douleurs. — Cataplasmes et onctions opiacées. — Bains gélatineux. — Lactucarium. — Granules d'hyoscyamine.

Accidents thoraciques — Ventouses sèches. — Cataplasmes sinapisés, membres inférieurs. — Teinture d'iode en badigeon, base de la poitrine. — Vésicatoires roses volants, les laisser deux heures, recouvrir d'un cataplasme. — Alcool, 10 à 15 gr. — Pas de vomitif, crainte de superpurgation.

Péritonisme. — Douleur, météorisme, vomissements sans augmentation de fièvre. — Bains tièdes. — Frictions laudanisées. — Laudanum à l'intérieur.

Hémorragie intestinale, rare. — Compresses froides. — Lavement laudanisé froid. — Sirop de perchlorure de fer. — Limonade sulfurique, sorbet, neige ou glace au kirsch.

Eschares. — Rougeur des fesses. — Lavage au vin, aux antiseptiques. — Coussin à air. — Lit de poudre inerte.

SIGNES PRONOSTIQUES

Température. — 40° et au-dessus, matin et soir indique une forme grave et prolongée.

39°5 est favorable ; 40° est ordinaire ; 41° est très sérieux ; 42° est mortel.

Sont favorables, les rémissions matinales marquées.

Les rémissions matinales à peine indiquées pronostiquent une maladie très sévère.

Une chute thermique brusque, du septième au dixième jour chez de jeunes sujets peu atteints, annonce une guérison spontanée.

Une chute thermique brusque, du quinzième au vingt-huitième jour avec cessation des symptômes principaux, présage une prompte guérison.

Une grande chute thermique annonce une diarrhée excessive, une perforation, une hémorragie ou une action thérapeutique sidérante.

Une température au-dessous de la normale, permanente et à une période avancée, annonce une convalescence marquée par la faiblesse et l'épuisement.

Un accès pernicieux algide au deuxième ou troisième septénaire est souvent mortel.

Pouls. — Habituellement fréquent est défavorable.

Dans les cas heureux il ne dépasse pas 116.

Quand chez l'homme le pouls reste plusieurs jours de

suite à 116, quand chez la femme il reste à 130 plusieurs jours de suite, le cas est grave.

La fréquence du pouls est en raison directe du pronostic.

Le pouls ralenti, après une grande fréquence sans diminution des autres accidents graves, indique une mort prochaine.

Le pouls ralenti au-dessous de la normale, sans exaspération de la maladie, n'est pas d'un pronostic fâcheux.

Un pouls inégal, irrégulier annonce la diarrhée.

Un pouls à la fois petit, irrégulier, intermittent et fréquent marque les périodes extrêmes.

Pouls critique — Il y aura un changement si le pouls ralenti est polycrote avec intermittence et irrégularité.

Un pouls *dicrote* et *dur* pendant vingt-quatre heures et plus est fâcheux, mais si l'épistaxis survient il est favorable.

L'absence de choc précordial et la faiblesse du premier bruit révèlent un grand épuisement des forces nerveuses.

Diarrhée. — La gravité de la maladie est proportionnelle à l'intensité et à la persistance de la diarrhée.

Quand les selles sont involontaires, la moitié des malades succombent.

La suppression brusque d'une diarrhée très marquée annonce une perturbation nerveuse imminente.

Après une diarrhée, les selles qui se lient et prennent de la consistance annoncent la convalescence.

Une constipation de plusieurs jours n'est pas défavorable.

Facies. — Le visage primitivement en stupeur, redevenant expressif et intelligent, malgré la persistance de tous les autres symptômes, est d'un augure favorable.

Avec un facies amaigri, ratatiné, hippocratique, la mort est proche.

L'humidité des narines, le retour de celle de la langue, sont un signe de convalescence.

Le décubitus latéral spontané est un signe favorable.

Les transpirations profuses au début ne valent rien.

Les sueurs tièdes, modérées au troisième septénaire précèdent la convalescence.

Système nerveux. — Une grande prostration au début est un signe fâcheux.

Le délire seulement nocturne n'est pas grave.

La surdité ou la dureté de l'ouïe n'est pas un signe défavorable.

Le *coma* est fatal lorsque le malade reste étranger à toutes les sensations extérieures avec dilatation ou contraction de la pupille.

Les soubresauts continus et s'étendant à tout le corps laissent peu d'espoir.

La carphologie ne se montre pas très loin de l'agonie.

La dysphagie est un mauvais signe.

Le chant est le plus triste présage.

Respiration. — La respiration irrégulière présage le délire ou la convulsion. (Hipp.)

La respiration plaintive est mauvaise. (Hipp.)

La respiration froide est mortelle. (Hipp.)

Urine. — Abondante, dense, de couleur orangée, sans sédiments et avec peu d'albumine est favorable.

L'urine rare, opaque, jaune verdâtre, de faible densité, très albumineuse annonce une mort prochaine.

Les urines noires sont signe de mort. (Hipp.)

Complications. — Toute complication, après plus de vingt jours de maladie chez un sujet dans l'adynamie comporte un pronostic grave.

Un frisson dans la période évolutive indique une complication.

La péritonite, suite de perforation intestinale, est mortelle.

L'érysipèle de la face est une complication redoutable.

Les parotides, abcès, etc., dans le cours de la convalescence, sont l'indice d'une pyohémie dont les ulcérations sont la source.

L'hypostase pulmonaire ou pneumotyphode est grave proportionnellement à son étendue et à l'état général du sujet.

Les eschares sont une source de souffrances, mais n'engagent pas le pronostic.

Il en est de même des suppurations extérieures.

PIÈCES DOCUMENTAIRES

Nº 1. — **La médecine est locale,** *page 10.*

Nous ne pouvons mieux prouver la vérité de cette assertion qu'en invoquant le témoignage d'un homme ayant vécu de longues années au milieu d'une population (Arbois) qui lui a donné une confiance sans limites, de M. le docteur Bergeret, savant aussi versé dans toutes les branches de la science médicale que praticien de haute expérience et dont la retraite est encore universellement regrettée. J'extrais d'une de ses lettres le passage suivant :

« Les maladies qui sévissent dans la ville d'Arbois et dans la banlieue se présentent généralement avec un caractère de *surexcitation* très marqué. Les causes locales que l'on en peut accuser sont les suivantes :

» 1º L'abus des boissons alcooliques. La majeure partie de la population étant composée de vignerons, lorsque les récoltes en vin sont abondantes, on en use beaucoup trop largement et l'alcoolisme y fait d'autant plus de mal que le vin d'Arbois est très spiritueux.

» 2º La culture de la vigne telle qu'on la pratique à Arbois est très pénible, les travaux sont souvent bien pressants ; de là résulte pour le vigneron la nécessité de se surexciter, de se surmener, s'il veut parvenir à mener son œuvre à bonne fin.

» Les conditions pathogéniques dans lesquelles se trouve placée la population viticole du pays d'Arbois offrent donc une différence sensible avec le milieu dans lequel vit celle de Besançon, dont la pathologie semble s'en ressentir. Les maladies inflammatoires y sont moins fréquentes et moins graves. Pendant qu'à Arbois les émissions sanguines généralement employées produisent d'heureux résultats, leur usage est très restreint dans la pratique des médecins de Besançon. »

N° 2. — Fièvres typhoïdes causees par une putréfaction animale, *page 24.*

M. le docteur Colard, maire de la ville d'Ornans, a observé un cas d'infection qui ne laisse aucun doute sur la cause unique et putride d'une épidémie de maison. Ce savant et honoré confrère a bien voulu m'en communiquer la relation; j'en transcris la plus grande partie.

« Je fus appelé, au mois d'avril 1882, à donner mes soins à une famille de cultivateurs, demeurant à Septfontaine. Je trouvai trois malades dans une même chambre, un jeune homme de dix-huit ans et deux jeunes filles de douze et quatorze ans. Le garçon, malade depuis six à sept jours, était très violemment pris. On m'informa qu'un frère venait de mourir au huitième jour d'une maladie semblable à celle que j'avais sous les yeux.

» Aux signes et aux symptômes présents, je n'eus pas de peine à reconnaître la fièvre typhoïde classique. Le jeune homme avait la forme atacto-adynamique et les jeunes filles une forme torpide. Le jeune homme fut le plus malade et eut conséquemment la convalescence la plus longue; c'est ainsi qu'au vingt et unième jour, la langue était encore sèche et noire, le ventre très ballonné et, une température axillaire de 41°. La maladie fit son évolution en quarante jours environ, tandis que les jeunes filles furent guéries vers le vingtième jour.

» Le village de Septfontaine est entouré de bois de sapins, est bâti en amphithéâtre, les rues y sont rapides, l'écoulement des eaux facile, l'air pur, mais malgré son nom, les habitants manquent d'eau. J'ai toujours eu pour habitude, dans nos campagnes, de me méfier de l'eau des citernes, le plus souvent malpropres, ouvertes à tous les vents, et en été devenant le siège de putréfactions. Ma première recommandation fut d'aller chercher l'eau pure d'une bonne source située à un kilomètre et demi du village. Le traitement consista en sulfate de quinine, fomentations camphrées sur le ventre, lavements salicylés, lotions réfrigérantes, l'extrait mou de quinquina en potion.

» Mes trois malades guérirent et pendant la convalescence le père, qui m'avait entendu critiquer vivement l'eau des citernes, se décida à vider la sienne. Cette citerne était neuve et recevait l'eau du toit couvert en tuiles; aussi quelle ne fut pas sa surprise lorsque, du fond de l'eau, il retira deux placentas de vaches dans un état de putréfaction avancée. Un malfaiteur avait empoisonné l'eau de cette citerne, il fut connu, mais ne put être puni faute de preuves. »

L'observation de notre confrère démontre surabondamment que l'eau est le plus souvent le véhicule du poison infectieux et que ce poison peut être de *nature putride* avant de devenir typhique.

N° 3. — **Transmission par l'air**, *page 30.*

Murchison fait la relation d'une épidémie de salle ; l'air étant infecté par une émanation de fosse d'aisances, tous les élèves tombèrent malades, et les premiers atteints étaient ceux qui se trouvaient près de la fosse.

Les condamnés de la prison de Jackson sont atteints de fièvre typhoïde. L'eau et le lait sont constatés purs, mais un égout devenu défectueux passe sous la salle des détenus. (Docteur CAILLÉ.)

On se rappelle l'émotion causée en Angleterre, il y a plusieurs années, par la maladie du prince de Galles, reçu dans le château de Scarborough, depuis longtemps non occupé et qui n'avait, de mémoire de contemporain, renfermé de malade. Pour cette circonstance, on fit des travaux d'appropriation nouvelle, on répara et on remua le contenu d'une fosse d'aisances, dans laquelle on fit aboutir un tuyau de water-closet destiné à l'appartement du prince. Le prince de Galles fut affecté de fièvre typhoïde, ainsi que lord Chersterfield qui en mourut. Plusieurs gens de la maison en furent atteints. Cet exemple fut considéré à juste titre comme une infection putride par *émanation* des fosses d'aisances. (GUENEAU DE MUSSY.)

Plusieurs cas de fièvre typhoïde s'étant développés dans la caserne de la *Visitation* à Besançon, en 1879, Son Altesse le duc d'Aumale, qui commandait alors le 7e corps d'armée, en étudiant les causes de cette épidémie, remarqua qu'elle avait frappé dans un dortoir toute une série de lits placés dans la direction d'un courant d'air qui allait d'un cabinet d'aisances, situé vis-à-vis de la porte, à un poêle qui lui servait de foyer d'appel. S'appuyant sur cette observation judicieuse, des mesures de désinfection furent ordonnées qui firent cesser toute nouvelle atteinte. (Observation relatée aussi par M. GUENEAU DE MUSSY.)

La maison dite Notre-Dame du Refuge, située à Besançon, renferme dans de vastes locaux trois catégories d'habitants, un couvent, un orphelinat, les filles repenties. Beaucoup d'enfants composent l'orphelinat, placé dans un bâtiment qui n'est séparé que par une cour et un mur de celui des filles repenties. Ce dernier local a également une cour qui contient en son milieu un puisard à odeur souvent infecte, recevant, outre les eaux pluviales, le contenu des fosses d'aisances.

La communauté des religieuses est moins contiguë, un jardin la sépare des deux précédents établissements. L'eau de boisson, celle de la source d'Arcier, seule abreuve ces trois catégories d'habitants. Pendant plusieurs années, l'établissement des filles repenties était frappé d'endémies typhoïdes très graves, dont les sujets étaient soignés, soit à l'infirmerie, mais plus souvent à l'hôpital Saint-Jacques. Ces endémies paraissaient régulièrement aux deux saisons vernale et automnale et ensuite pendant le reste de l'année c'étaient des fièvres muqueuses et entériques ou des catarrhes gastro-intestinaux. Or *jamais* de fièvre d'aucune nature ni à l'orphelinat, ni au couvent.

Ce puisard méphitique, cause de tant de maux, fut détruit il y a huit ans, en même temps que de nouvelles appropriations radicales et hygiéniques étaient pratiquées dans cette maison, et depuis cette époque, *aucune* fièvre ne s'est déclarée dans la maison de Notre-Dame du Refuge, preuve topique de l'infection par l'*air* chargé de germes putrides ou infectieux donnant suivant les idiosyncrasies ou suivant les saisons, des synoques, des diarrhées, des entérites ou des fièvres typhoïdes.

Observation remarquable d'intoxication typhoïde par l'air,
sans incubation. Symptômes nerveux immédiats.

Mme N. C., mère de deux enfants, âgée de vingt-sept ans, de tempérament nerveux-sanguin, de santé parfaite, sans maladie antérieure, avait été frappée de la mort d'une parente décédée dans sa famille, elle en avait été fort impressionnée. L'épidémie typhoïde de 1856 à 1857 se terminait. Mme N. ne l'avait ni connue ni crainte. Aucun cas ne s'était offert, soit dans sa maison, soit parmi ses connaissances.

Le 11 mai 1857, vers deux heures de l'après-midi, Mme N. se rend rue de la Prison (maison Belot), à la recherche d'une jeune fille réputée habile dans la broderie. On lui désigne son logement au second étage, la porte d'une première chambre est ouverte, personne ne répond à l'appel, une seconde chambre plus obscure, également ouverte, fait suite à la première; une femme se présente et, sur la demande de Mme N., lui répond que la jeune fille vient de succomber, il y a quelques instants, à la suite de la fièvre typhoïde.

A cette nouvelle, un étonnement douloureux, puis une sensation

étrange d'effroi saisissent cette jeune femme qui quitte brusquement la maison, et mue par un besoin irrésistible de respirer un
grand air pur, court à la campagne de ses parents située dans la
banlieue; elle y éprouve quelques coliques qu'elle rapporte à son
saisissement. La rentrée en ville se fit sans incident, la nuit se
passa de même; mais le lendemain matin (12 mai) elle est irritée,
impatiente, mal à l'aise; vers onze heures, une crise de délire
brusque et violent oblige à l'aliter. La maladie commencée d'une
manière si aiguë se continua de même. Fièvre typhoïde à forme
ataxique franche, mêlée plus tard de quelques symptômes adynamiques; fièvre à laquelle ne manqua aucune complication grave,
hémorragie intestinale abondante, rechute, manie délirante de la
convalescence et qui ne se termina qu'au bout de trois mois.

Mes confrères et maîtres, MM. Martin et Sanderet, ont, dans cette
circonstance, montré à leur jeune confrère ce qu'ils savaient donner
avec leur science, de généreux et d'affectueux intérêt.

Cet exemple ne peut invoquer ni la transmission hydrique ni
l'incubation, mais il est bien le plus typique d'un empoisonnement
foudroyant par la voie atmosphérique.

N° 4. — Transmission par l'eau, *page 33.*

Snow le premier à Londres (1850) a mis au jour le mode unique
d'infection par l'eau, et combien d'observations, en France, ont
confirmé ce mode, sans cependant l'admettre seul. (Brouardel,
Chantemesse, Grancher, Napier, Lécuyer, etc., pour les épidémies
isolées d'Auxerre 1882, Clermont-Ferrand 1886, Troyes, 1886, etc.)

Ce ne sont pas seulement des cours d'eau recevant dans leur
parcours toutes sortes de souillures qu'il faudra accuser, mais aussi
l'eau des puits, citernes ou fontaines pollués par des immondices
accumulées autour d'eux. (Vincennes 1873, Maubeuge 1876, Pierre-
fonds 1888, Montpellier, école des filles, 1884; Quimper, le lycée,
1888, garnison de Dinan, 1889, etc.) D'autres fois c'est une nappe
d'eau souterraine alimentant un grand nombre de puits, l'un
d'eux vient à être souillé et il infecte en totalité la nappe devenant
un foyer permanent d'infection putride. (Orléans 1879, Chaumont.)

Le docteur Gauthier (1874) nous a donné des détails très minutieux sur une épidémie typhoïde circonscrite qu'il étudia à quelques lieues de Genève; la cause provenait de l'eau d'une source qui
recevait accidentellement une infiltration d'*étable*, aucune maladie,
aucune fièvre typhoïde n'ayant pu se trouver dans la localité.

Nous pouvons offrir un exemple typique d'infection par l'eau dans l'épidémie des Chaprais (1889), cantonnée aux seules maisons et dans ces maisons aux habitants seuls faisant usage de l'eau de Fontaine-Argent. (Voir cette relation dans l'histoire des épidémies.)

N° 5. — Fièvres typhoïdes spontanées, *page 41.*

Le docteur Lécuyer de Beaurieux a décrit plusieurs épidémies de village observées avec le plus grand soin. Dans la commune de Chaudardes (Aisne), composée de cent vingt habitants, la fièvre typhoïde était inconnue. D'août 1881 à février 1882, on relève dix-neuf cas de cette maladie ; le point de départ était *un domes-tique surmené, n'ayant eu aucun point de contact avec d'autres malades, cas spontané de fièvre typhoïde.*

Pour les cas suivants, il y eut contagion par les eaux potables contaminées par les déjections jetées sur un sol déclive ; il n'y eut de malades qu'entre l'habitation du premier typhique et la rivière.

Le docteur Lécuyer considère le surmenage comme une cause de développement spontané de la fièvre typhoïde, chez les paysans après les moissons, chez les militaires après les grandes manœuvres, chez les ouvriers de fabrique à la suite d'un travail pressant et excessif. (*Union médicale du Nord-Est*, 1883.)

Observation personnelle.

M. Paul V., âgé de trente ans, originaire de nos montagnes, grand, de complexion sèche, de tempérament à prédominance nerveuse, habite Besançon depuis trois années ; clerc de notaire laborieux, de vie très réglée, de caractère sombre, l'aîné d'une nombreuse famille, obligé à une grande économie, ne se donnant jamais de distraction. La santé a toujours été bonne.

Pendant l'été de 1873, il n'y avait dans la ville aucun cas de fièvre typhoïde, selon la coutume elle ne parut qu'en octobre.

Ce jeune homme entrait en possession d'une étude de notaire chargée de toutes sortes d'embarras et de difficultés par la faute d'un prédécesseur peu scrupuleux ; les soucis exagérés d'une responsabilité onéreuse impressionnèrent vivement sa nature très honnête. Dans le même temps, il était poussé vers une union qui lui plaisait, qu'il craignait de manquer et pour laquelle le moindre incident lui semblait un obstacle ; aussi l'insomnie, la céphalalgie, l'inappétence, une faiblesse des membres, un sentiment de chaleur mêlée d'horipilations le fatiguaient depuis plusieurs jours lorsque :

Le 1er août, se sentant plus souffrant, il prend le lit, dit-il, pour quelques heures, il ne le quitta plus. — Courbature générale, céphalalgie violente, peau brûlante, pouls fréquent et élevé, langue semi-saburrale et semi-sèche, état nauséeux, constipation. — (*Eau de pulna*, un cruchon) la constipation faisant craindre l'emploi du vomitif. — Selles suffisantes dans la nuit.

Le lendemain amélioration, pouls à 90, céphalalgie moindre, langue humide, soif, ventre quelque peu sensible, urines rouges et rares. (*Traitement émollient*.) — Dans l'après-midi la plupart des symptômes reparaissent avec plus d'intensité, le malade se plaint d'une fatigue douloureuse. (*Oxycrat, cataplasmes, sinapismes, ventouses sèches, lavements émollients.*) — Nuit mauvaise, agitation, rêvasseries, calme sur le matin.

Les 3 et 4 août, la situation reste la même. (*Sulfate de quinine.*)

5 août. — Décubitus dorsal, prostration, raideur de la nuque, face colorée, céphalalgie obtuse, intellect sain mais lent, grande sensibilité de l'ouïe, de la vue et aussi de la peau ; langue demi-sèche, rouge et pointue, soif, l'épigastre et l'abdomen sont douloureux à la pression, borborygmes, le lavement a produit une selle. Toujours grande chaleur, pouls à 110 vif et ample. (*15 sangsues au siège, sulfate de quinine 75 centigr. potage, bouillons légers, lait.*) — Le soir, paroxysme plus marqué (*révulsifs*), la nuit est agitée, chaleur âcre et sèche, subdélire marqué qui ne se calme que le matin avec une moiteur légère.

6 août. — La prostration est plus marquée, néanmoins le malade répond juste, mais ses idées et ses paroles sont sinistres, il souffre de la tête, du dos et des lombes ; assis sur le lit, pâleur et vomiturition ; langue globuleuse, demi-sèche, moins de soif ; l'estomac reste douloureux, le ventre élevé, bouillant, sensible ; une selle liquide non provoquée et fétide, pouls à 110, chaleur demi-sèche. (*Eau de pulna, valérian : quinine, fomentations fraîches sur le ventre.*)

Dès les premières heures de l'après-midi : état paroxystique avec agitation entrecoupée de résolution ; troubles de l'intelligence, délire marmottant. (*Ventouses lombaires, lavements de quina et valériane, poudre Dower.*)

La nuit est plus calme, mais avec de lourds gémissements, il refuse de boire ; selle involontaire.

7 et 8 août. — Un degré d'aggravation des troubles nerveux s'ajoute à l'état précédent, la respiration devient inégale, dyspnéique, des râles sibilants variés sont perçus à l'auscultation. (*Ut supra, musc en potion.*)

9 août. — La prostration est plus marquée. — Coma pendant le jour, délire demi-aigu pendant la nuit ; intelligence perdue, carphologie, grande chaleur sèche, pouls serré et faible à 130. Ventre élevé, deux selles involontaires. (*Vésicatoires aux jambes, potion musc et quina, réfrigérants sur la tête et le ventre.*

10 août. — Carus, facies altéré, cadavéreux, la pression sur l'abdomen tympanisé amène une sorte de sourd gémissement : respiration haute, irrégulière, suspirieuse, quelquefois plaintive, pouls filiforme à 130. (*Vésicatoires aux cuisses, quina et serpentaire de Virginie, lavement camphré.*)

Le malade succombe dans la nuit du 10 au 11. L'autopsie n'a pas été permise.

On regrettera avec moi l'absence d'une vérification nécroscopique, quoique ma conviction pût s'en passer ; je regrette davantage qu'à cette époque la méthode réfrigérante n'ait été qu'à peine entrevue, c'était un cas qui lui appartenait légitimement.

N° 6. — Fièvre typhoïde à complication cardio-pulmonaire

(Forme cardiaque de Berheim), faisant partie de l'épidémie de 1889

Observation recueillie par M. Baigue, interne du service médical.

La nommée Aubry, femme Montigny, employée en qualité de journalière à la Gibelotte (banlieue de Besançon), entre à l'hôpital dans la soirée du 19 juin 1889 et occupe le lit n° 28 de la salle Sainte-Elisabeth.

Cette femme âgée de trente et un ans, grande, sèche mais robuste, de tempérament nervoso-sanguin, mère d'un enfant de huit ans, régulièrement menstruée, déclare avoir une santé habituelle excellente.

Malade depuis huit jours d'insomnie, de céphalalgie, d'état fébrile avec vertiges, inappétence, soif et vomissements bilieux ; ni épistaxis, ni diarrhée, pas de traitement médicamenteux.

20 juin. Céphalalgie, intelligence nette, mais la parole et le regard trahissent la crainte mêlée d'excitation, fièvre sèche (39°5) ; pouls tremblotant, petit, fréquent (100), le cœur frappe la paroi thoracique avec une sorte de véhémence — Douleur épigastrique très accusée à l'appendice xyphoïde, augmentant par la pression. — Abdomen un peu élevé, sensible, gargouillement cœcal. — Pas de taches rosées. — Ce qui nous frappe le plus, c'est le mode respi-

ratoire, fréquent, irrégulier, à grandes inspirations avec sentiment de dyspnée, véritable anhélation se produisant par accès plus ou moins prolongés avec des rémissions irrégulières. — A l'auscultation : respiration très forte, très sonore ; cœur à la systole prompte et aux bruits éclatants, malgré l'état contradictoire du pouls. Cet état se continue sans modification les deux jours qui suivent. (*Sangsues à l'épigastre, antispasmodiques, ensemble du traitement hygiénique.*)

23 (11e jour). Température, 41°, pouls, 120. — L'anhélation va jusqu'à la semi-orthopnée ; — à l'auscultation, pas de sibilance ; le cœur régulier, exalté, présente un souffle doux cardio-aortique. — Epigastre douloureux, vomituritions, une selle diarrhéique ; urine rare et légèrement albumineuse. (*Antipyrine, 3 gr. en 24 heures.*)

Le lendemain, la température est à 36°8, le pouls reste à 120, petit mais régulier.

25 (13e jour). Température, 40°8, pouls, 130 : l'anhélation et la dyspnée sont angoisseuses ; *(injection sous-cutanée de morphine*, à la suite calme sensible de la dyspnée et mieux abaissement de la température (38°), le pouls reste le même (130).

27 (15e jour). Délire pendant la nuit, auquel succèdent des alternatives d'abattement et d'excitation, mêlées d'angoisses et de vives inquiétudes de son état. — Température, 40°5, pouls, 125. — Cœur bondissant et soufflant. *(Injection morphine, caféine, injection digitale.)*

Du 28 juin au 3 juillet (du 16e au 21e jour). La température abaissée oscille entre 38°5 et 39°. Le pouls petit, mou et dicrote, souvent inégal, atteint successivement 130 à 140 ; — peau quelquefois couverte d'une sueur passagère ; — langue humide, douleur épigastrique persistante, irradiant derrière le sternum ; foie volumineux, ventre peu élevé, gargouillement, diarrhée, urines rares. — Soif ardente que n'étanche pas la boisson glacée. — L'habitus extérieur n'est pas celui des typhoïdés ; joues rouges bleuâtres, sorte de cyanose de la face ; le regard vif, anxieux, dénonce une angoisse morale : subdélire, crampes et contractures des membres inférieurs, extrémités livides et froides ; tendances syncopales mêlées de jactition. — La respiration a des moments de demi-calme, puis l'anhélation anxieuse reparait avec orthopnée ou dyspnée sèche ; quelques sibilances disséminées ; sonorité thoracique normale sinon exagérée. La matité précordiale est toujours trop difficile à préciser ; choc cardiaque toujours vif ; cœur soufflant doux ; pas de battements carotidiens. — Ce qui étonne et inquiète, c'est l'accélération du cœur et la petitesse du pouls malgré l'abaissement de la température : 130, puis 140, 150, et enfin le 3 au soir, 160. (*Vésicatoire précordial, révulsifs doux cutanés; nervins par haut et par bas; alcooliques; arséniates; cardiaques jusqu'au strophantus surveillé attentivement*).

3 juillet (21e jour). Pouls petit, dépressible, incalculable. Température, 37°8 le matin, 39°5 le soir. — Une dyspnée plus régulière succède à l'anhélation, toux, quelques crachats noirâtres; semi-matité à la moitié inférieure droite de la poitrine, hypostase pulmonaire de ce côté sur lequel elle s'est couchée pendant la nuit. — Syncope alarmante faisant craindre la terminaison. — Subdélire, obnubilation des sens, parole soufflée. — (*Larges vésicatoires sur les côtés; injection d'éther; potion au musc et à l'alcool; inhalation d'oxygène.*)

4 juillet. La température tombe d'elle-même à 37°.

5 juillet. Température à 36°. Le pouls oscille entre 140 et 160. — Respiration haletante, aphonie. — Refroidissement des extrémités qui s'œdématient. — La malade très prostrée conserve toute son intelligence.

Dans la nuit du 5 au 6, après avoir pris quelques cuillerées de punch, la malade succombe subitement.

Le cadavre est loin d'être émacié, les téguments du thorax et de l'abdomen conservent une couche de tissu adipeux.

Autopsie, vingt-quatre heures après la mort.

Abdomen. — Intestin légèrement météorisé; on en enlève une longueur de 2 mètres environ, comprenant le cœcum et quelques centimètres du gros intestin, on y trouve les lésions de l'infection typhoïde à différentes périodes, plaques de Peyer ulcérées, nombreuses, surtout au niveau de la valvule iléo-cœcale, où elles sont le plus profondément atteintes; psorentérie très caractérisée dans le bout inférieur du jejunum et ensuite de l'iléon; — muqueuse congestionnée au voisinage de certaines plaques, l'une d'elles, très petite et seulement infiltrée, semble avoir déterminé autour d'elle une entérite de voisinage sur une longueur d'intestin de quinze centimètres environ. — Rien à l'estomac, au duodenum, au cœcum et au côlon. — Rate volumineuse, très molle, pulpe rouge noirâtre, plus foncée que normalement. — Foie plus gros et plus foncé. — Reins gros congestionnés, avec un piqueté foncé, saillant, glomérulaire, la capsule fibreuse arrachée en raîne avec elle la substance corticale.

Thorax. — Les organes en place n'offrent rien d'anormal. — Péricarde, deux cuillerées de sérosité limpide, une plaque ostéofibreuse ancienne sur la face antérieure. — Cœur un peu volumineux, ses parois peut-être amincies, un peu graisseux, fibre musculaire pâle et friable ; endocarde un peu blanchâtre surtout au voisinage des orifices ; valvules intactes.

Poumons. — En avant apparence saine, ils remplissent fortement leur cavité, nombreuses élevures emphysématiques ; en arrière et en haut splénisation cadavérique, mais en bas, hypostase noire, compacte ; le tissu pulmonaire n'est ni ramolli ni déchirable ; à la coupe, sang très noir, pas d'état grenu, il précipite dans l'eau, cette lésion est deux fois plus marquée à droite qu'à gauche.

Cerveau et bulbe. Un peu de sérosité sous-arachnoïdienne à la convexité et à la base ; plexus et toiles choroïdiennes épaisses et infiltrées de sérosité ; l'arachnoïde et la pie-mère se détachent facilement ; pas de trace d'encéphalite ni de méningite. — Cerveau blanc pâle (caractéristique de toutes les autopsies de typhiques faites jusqu'à ce jour dans cette épidémie) ; substance grise et substance blanche également anémiées ; le bulbe et la protubérance dans un état semblable, fermeté de consistance de la masse encéphalique.

Il est fort regrettable que dans cette observation la numération et le graphique de la respiration n'aient point été reproduits. Des trois phénomènes qui se sont maintenus saillants dans tout le cours de la maladie, celui présenté par la respiration a été le premier et le plus marqué, sont venues ensuite l'exagération du cœur et la petitesse du pouls.

Les hauts symptômes se sont donc passés dans le thorax : l'exagération de la contraction cardiaque, sa fréquence progressive, ses mouvements émotifs, et en même temps les troubles de la respiration en tous points semblables.

Ce qui frappe encore plus, c'est la petitesse et la dépressibilité continues et progressives du pouls en rapport inverse avec l'exaltation du cœur.

Le poumon succombe le premier à la fatigue en s'hypostasiant, le cœur dégénère en combattant à outrance et meurt le dernier, révélant tous deux par leurs efforts combinés une lutte violente contre une action inhibitoire les rendant incapables, l'un de fournir à l'hématose et le second à la circulation.

Pendant ce temps laborieux, la lésion typhoïde, en son siège habituel, parcourt ses périodes anatomiques en témoin désintéressé et silencieux.

Cette observation me semble rentrer pleinement dans celles présentées par MM. Berheim et Vuillaume, forme cardiaque pour eux, pour moi complication cardiaque peut-être, mais plutôt nerveuse, le poison typhique agissant sur le bulbe, les nerfs pneumo-gastriques ou encore les ganglions du cœur (nœud vital du cœur selon Huchard).

(Voir le graphique de cette observation, planche IV.)

Nº 7. — Deux observations de perforation intestinale à symptomatologie différente, *page 84.*

I. Louis Desfosses, le fils du savant chimiste qui était à la fois mon maître et un ami, avait quatorze ans lorsque revenant des vacances il fut atteint dans les derniers jours d'octobre 1849 de fièvre typhoïde à forme atacto-adynamique. L'endémie typhoïde habituelle sévissait alors à Besançon. Le docteur Villars fut appelé à le soigner, je fus invité à lui servir d'aide.

L'affection fut longue, les troubles cérébraux prédominants, somnolence, délire, puis enfin coma presque continuel ; à part quelques selles involontaires, le plus souvent provoquées par des lavements, l'état du ventre ne présentait aucun symptôme saillant, il n'était même pas sensiblement élevé, tout se passait en apparence dans les centres nerveux.

La maladie se prolongeait outre mesure, l'émaciation était grande, la fièvre persistait, on était au trente-quatrième jour de la maladie, le malade étant toujours sans connaissance et ne répondant à aucun appel, lorsque dans la journée du 5 décembre il est pris subitement d'agitation et de sourds gémissements alternant avec des affaissements silencieux ; le pouls très petit s'accélère (140), les traits se crispent, le ventre s'élève brusquement, il n'y a ni selle ni vomissement.

Cet état dure encore quatre jours ; sourds gémissements, cris rauques, grincements de dents, agitation, ballonnement excessif du ventre, douloureux à la plus légère pression ; la face hippocratisée à l'excès est horrible à voir et exprime une douleur violente, probablement inconsciente, le malade ne percevant rien. Le pouls n'existe plus ; la peau tantôt sèche et froide, tantôt humide et visqueuse mouille jusqu'à la literie. Enfin, il succombe le 9 décembre, au trente-neuvième jour de la maladie et au cinquième jour de la perforation. Tous les moyens que l'on possédait alors contre la douleur ne furent d'aucun secours.

II. En 1868, la fièvre typhoïde parcourait comme de coutume une de ses périodes endémo-épidémiques.

Chenaud, domestique, habitant les Chaprais, est un grand et vigoureux garçon de vingt-six ans, un peu lymphatique. Au lit depuis quelques jours, sans avoir vu de médecin, il se fait porter à l'hôpital le 7 décembre. De la chaleur, un pouls peu fréquent, la langue molle, le ventre à peine élevé sans diarrhée, mais de la sensibilité dans la moitié droite et ombilicale du ventre et la physionomie un peu hébétée nous permettent de diagnostiquer une fièvre typhoïde très atténuée (*Traitement émollient intus et extra.*)

Le lendemain 8 décembre, nous lui trouvons la face altérée, le pouls très petit, serré, très fréquent, la respiration rapide, courte, parfois suspirieuse ; le ventre n'est pas plus élevé, ni vomissement, ni diarrhée, il n'accuse comme la veille qu'une douleur abdominale diffuse et obscure, son intelligence est intacte, — deux heures après il mourait subitement.

Autopsie le 9. L'intestin présente les lésions des plaques de Peyer ; ulcérations recouvertes d'eschares jaunâtres, proéminentes, plusieurs déhiscentes. L'une d'elles détachée, laissait près de la valvule cœcale une perforation où l'on aurait passé une plume d'oie, avec un très petit épanchement de liquide intestinal entouré d'une zone irrégulière séro-albumineuse à aspect semi-purulent et très limité.

Par approximation le malade était à son seizième jour de maladie, la perforation existait avant son entrée à l'hôpital et tendait à la réparation.

Quel mutisme dans les symptômes, quelle sidération dans l'effet!

N° 8. — Accès pernicieux mortel, *page 93.*

Quelques semaines avant la longue épidémie dont Besançon a eu à souffrir pendant l'hiver 1861-1862, quelques cas de fièvre typhoïde s'étaient présentés soit dans la pratique urbaine, soit surtout dans les salles de l'hôpital. Le sujet de cette observation appartient aux faits précurseurs de cette épidémie.

Chaillet, Annette, jeune fille de dix-sept ans, couturière, de bonne constitution apparente, de bonne santé antérieure, régulièrement menstruée, était malade depuis sept à huit jours avant d'entrer à l'hôpital (10 septembre 1861).

Céphalalgie, rougeur des pommettes, légère épistaxis, rêvasseries, dureté de l'ouïe, soif, anorexie, langue rouge sur les bords et à la pointe, enduite d'un mucus jaunâtre au centre, ventre indolore, un peu tuméfié, constipation, peau chaude, pouls fréquent et mou,

toux trachéo-gutturale, redoublement assez violent vers le soir ;
voilà ce que la malade présente du 10 au 15 septembre. Un purgatif salin, la méthode émolliente dans ses diverses formes, des
dérivatifs cutanés volants (sinapismes, ventouses sèches), sont les
moyens employés.

Du 15 au 20, redoublement du soir plus prolongé, plus violent ;
agitation et délire pendant toute la nuit ; le matin, vomissements
bilieux ; semi-prostration ; pouls plus fréquent ; embarras de poitrine, toux fréquente, respiration entrecoupée, menace d'hypostase
postérieure ; quelques *sudamina*. (Sulfate de quinine en potion,
vésicatoires pectoraux.)

Du 21 au 25, paroxysmes revenant deux fois dans la journée et
régulièrement : l'un d'eux s'accompagne toujours de frisson ; la
malade accuse de la douleur obscure que la pression n'augmente
pas dans le côté gauche ; la percussion dénonce à peine une augmentation de volume de la rate. Les vomissements disparaissent, et
la diarrhée semble s'établir. (Huit sangsues loc. dol., sulf. quinine
opiacé en lav.)

26 septembre. Le paroxysme double quotidien n'a point été en-
rayé par la quinine, il prend même tout l'aspect d'accès franchement intermittents ; frissons, puis immédiatement après transpirations chaudes. Aujourd'hui la rémission est plus manifeste que les
jours précédents ; la région splénique n'offre plus de sensibilité, la
prostration est moins marquée, et la poitrine, explorée avec soin,
ne nous ne laisse rien à redouter. (Un gramme sulf. quinine
en pot.)

27 septembre. Les accès manquent, le pouls reste seulement fréquent, peau chaude et très humide. (Même traitement.)

28 septembre. Un seul accès de dix minutes environ et à forme
syncopale, laissant à sa suite chez la malade une inquiétude ou
anxiété extrême, une crainte angoisseuse de la mort ou d'un grand
danger ; cependant elle ne se plaint spécialement d'aucune région.
La rate est percutée : pas de douleur, nous ne constatons qu'une
augmentation bien médiocre de son volume. (Quinine en pot., en
lav. et en topique.)

Le lendemain, l'accès avance de huit heures ; frissons, tremblement de tout le corps, puis pâleur, syncope, cessation du pouls et
des battements cardiaques. Notre jeune confrère, M. le docteur
Faivre, faisait, ce jour-là, la garde de l'hôpital ; il fut appelé immédiatement et crut assister à la mort de la malade ; ceux qui
étaient présents n'en doutèrent pas non plus. Après trois à quatre
minutes de cet état, une légère élévation de la poitrine et un fré-

missement du pouls annonçaient le retour à la vie : en moins de cinq minutes, tout cet appareil formidable avait disparu. Appelé aussi en toute hâte, je ne peux ajouter foi à la relation qui m'est faite, je suis porté à la croire entachée d'exagération. (Deux grammes de sulfate de quinine en lav. à deux reprises et les deux fois conservés ; de plus, chaque heure, trois gouttes liqueur arsenicale de Pearson.)

La nuit se passa dans une rémission heureuse.

Le matin 30 septembre, je commençais la visite de la salle lorsque je suis averti que notre malade est prise de frissons. J'accours, elle me parle encore. On s'empresse de la couvrir et de l'entourer de linges chauds ; tremblement demi-convulsif, puis une rapide lividité envahit tout le corps, les globes oculaires semblent sortir des orbites, deux larmes froides s'échappent des paupières, le pouls a disparu ; deux convulsions respiratoires de la face ; une longue expiration plaintive et finale ; une légère mousse apparaît sur les lèvres, et le corps s'affaisse inanimé. J'ausculte la région précordiale, pas le moindre frémissement ; l'élève interne, M. Girod, explore à son tour : même silence au cœur. Ce spectacle émouvant nous arrête un instant stupéfaits près du lit de cette malheureuse jeune fille ; une religieuse s'installe par précaution et décence auprès de ce présumé cadavre Nous l'avions quittée depuis environ cinq minutes, poursuivant notre visite, lorsqu'on vient nous prévenir que la lividité cadavérique semblait disparaître ; nous accourons pour constater une nuance de coloration à la peau, puis à la muqueuse buccale ; frémissement imperceptible au cœur, la paupière se soulève, l'œil est fixe, immobile, le pouls se perçoit comme un fil, un léger mouvement de la poitrine annonce un rudiment de respiration, puis le tout s'anime ensuite avec rapidité, et cinq minutes après, elle nous parlait. La circulation était fréquente, la respiration accélérée, l'intellect était sain, mais tourmenté d'angoisses morales plus instantes et plus affreuses. Nous nous empressons, redoutant la subintrance, de faire vider l'intestin, d'y jeter deux grammes de sulfate de quinine, d'appliquer de larges vésicatoires sur les cuisses et de renouveler la liqueur de Pearson. La rémission se dessine au complet. Nous examinons, quelques heures après, la rate : peu ou point de sensibilité, peu de volume appréciable ; la malade prend un potage à midi, puis quelques corroborants. Le soir, l'angoisse morale tendait à s'évanouir, on espérait, quand un accès plus rapide que les précédents la foudroie pour toujours.

Autopsie, vingt heures après la mort.

Thorax. — Cœur presque vide, non ramolli, petit et contracté, pas de fibrination polypiforme aux orifices artériels ; poumons splénisés à la partie postérieure seulement et très crépitants (certainement phénomène cadavérique), rougeur marquée des premières divisions bronchiques ; bronches vides de tout contenu.

Abdomen. — Estomac et intestins non distendus par des gaz, injection foncée des veines mésaraïques et de leurs divisions intestinales ; ganglions mésentériques tuméfiés, d'un rouge vineux, ramollis, mais non suppurés ; iléon renfermant un grand nombre de plaques réticulées, gaufrées, rougeâtres, des follicules développés : près du cœcum, des plaques ulcérées, la plupart en voie de cicatrisation. Le gros intestin, l'estomac, ne présentent rien ; foie facilement déchirable, mais tissu et vascularisation normaux. Rate augmentée à peine du double de son volume, sans adhérence péritonéale, fluctuante dans sa moitié inférieure ; à l'incision, écoulement rapide d'une quantité de pus à couleur rougeâtre, renfermant des débris de la substance splénique ramollie et tombant en déliquium sur les parois de la cavité purulente, qui occupe le bon tiers inférieur et postérieur de l'organe ; on n'y perçoit aucune trace de membrane d'enkystement, mais au contraire elle est traversée par les restes entre-croisés de trabécules vasculaires ; la partie non purulente de la rate est ramollie, noirâtre ; la veine splénique, peu gonflée, renferme un sang noir dans lequel l'œil nu n'aperçoit pas de traces de suppuration ni de coagulation.

Au temps de cette observation, il y a trente ans, une matière blanche rougeâtre liquide dans un parenchyme ne pouvait être que du pus, quel que fût l'étonnement de l'anatomiste de ne rencontrer nulle trace de phlegmon, de périsplénite, de capsulite ou de fausses membranes.

Les abcès de la rate à peine cités en pathologie sont inconnus dans la fièvre typhoïde ; ceux que Gendrin a fait naître expérimentalement sont entourés d'une induration ou sont enkystés ; les abcès métastatiques de pyohémie, fort connus des chirurgiens surtout, ne sont que des petits foyers de ramollissements infarctueux ; enfin, l'embolie n'est pas réputée productrice d'un vaste foyer de suppuration.

Aujourd'hui, nous ne pouvons plus admettre, comme à cette époque, la suppuration splénique. L'histologie pathologique nous montre, avec preuves, dans la rate typhoïde une prolifération nucléaire abondante et une non moins grande multiplication de grandes cellules lymphatiques hypertrophiées et d'autres cellules pâles renfermant ou englobant des hématies. Ces cellules blanches ou leucocytes, recevant dans leur intérieur des globules rouges qu'elles absorbent et dévorent pour ainsi dire, peuvent être en nombre très considérable, et en compagnie des bacilles constituent une véritable *matière typhique*, matière que l'on trouve avec le même aspect dans les ganglions mésentériques.

C'est dans ce foyer de *toxines* que la circulation puisait la perniciosité.

N° 9. — Fièvre typhoïde grave guérie par le traitement des bains froids, *page 133.*

Dans les derniers mois de l'année 1886, on constate quelques cas de fièvre typhoïde, retour tardif de l'épidémie soudaine et meurtrière qui eut lieu en mai et dont nous faisons plus loin l'histoire.

Mlle Suz. B., âgée de quatorze ans, déjà formée, de constitution forte et de santé habituelle parfaite, éprouve, les premiers jours de décembre, les malaises prodromiques d'une fièvre continue qui prit assez rapidement les caractères indubitables de la fièvre typhoïde.

Le docteur Bruchon, médecin de la famille, demande mon assistance le dimanche 5 décembre. La jeune malade est environ au dixième jour de sa maladie, affaissée et déjà prostrée avec soubresauts, subdélire, coma somnolenteux, elle présente tous les symptômes d'une ataxie en cours d'un développement rapide ; quelques phénomènes digestifs douteux, mais une température énorme 41°. On prescrit l'enveloppement froid, réfrigération qui devra être ininterrompue.

La méthode des bains froids nous est proposée ; sachant cette indication rigoureuse et exigeant une conduite habile et soutenue, nous n'en pouvons prendre la responsabilité. M. Glénard, appelé de Lyon, applique, dès le lendemain 6, sa méthode dans toute sa rigueur pratique, et depuis il ne cesse de la suivre soit de près, soit de loin, admirablement secondé par la docilité de l'enfant, par la foi et le courage d'une mère, d'un père et d'une domestique dévouée qui n'interrompirent le bain appliqué toutes les trois heures jour et nuit, que lorsqu'on l'eut prescrit.

La température du bain est de 18° à 22°, sa durée de dix à quinze minutes ; pendant le bain affusion froide sur la tête, le cou, le dos et en même temps frictions sur tout le corps. La température est prise chaque fois avant le bain et vingt minutes après, puis enveloppement chaud et alimentation légère avec un pet verre de cognac. En sept jours on compta soixante bains.

Des serviettes froides sont maintenues et renouvelées sur le tronc. Quand la température tombe à 38°5 on ajourne le bain ; à partir du vingt-cinquième jour le bain est à 28° et sa durée n'est que de cinq à dix minutes au plus. Le dernier bain a été donné le quarante-quatrième jour, c'était le cent quatre-vingt-dix-huitième.

Dans le cours de la médication, les forces sont soutenues d'abord par une alimentation claire avec addition de cognac (potages féculents, bouillons, café au lait, etc.), à partir du vingt-huitième ou trentième jour, par les œufs au bouillon, la viande crue, le champagne et toujours le cognac ; c'est au quarantième jour que les aliments vraiment solides ont été permis.

La maladie fut longue, elle se déroula lentement; le premier lever n'eut lieu qu'au quarante-sixième jour, et ce n'est qu'au cinquante-sixième que la jeune malade put monter en voiture ; mais dans ce grand parcours on n'eut à combattre ni un accident ni une complication.

La haute température fut persistante. Dans le tracé thermométrique qui comprend quarante-cinq jours, la température dans les seize premiers jours s'éleva sans cesse au-dessus de 40°, pendant les neuf jours qui suivirent elle oscilla entre 39° et 40°, elle se maintint au-dessus de 38° pendant vingt jours encore, et ce n'est qu'au quarantième qu'elle devint et resta normale.

Les symptômes cérébro-spinaux qui marchaient rapidement à l'ataxie pure furent d'abord contenus et ensuite amendés. Le ventre resta pour ainsi dire silencieux, jamais de diarrhée, au contraire des selles consistantes, toujours volontaires, provoquées d'ordinaire par des lavements; une tendance à la constipation a dû être combattue souvent par le bicarbonate uni à la magnésie; la respiration, quoique à 32, est restée bonne, et c'est à peine si on a perçu quelquefois à l'auscultation des sibilances bronchiques.

Avec la température le pouls seul, pendant toute la période d'état, a témoigné de la sévérité de la maladie : 120, 124, 128 et même 130 sont ses nombres, le plus souvent 124, vers la fin 116 et 112. Ce n'est qu'au trente-huitième jour qu'il oscille entre 100 et 108, et au quarante-deuxième qu'il s'abaisse à 90 et 80.

De l'exposé de cette observation, nous restons convaincus : que la maladie marchait au dixième jour à une ataxie prématurée, violente et très probablement fatale, contenue puis réprimée, que la bénignité des phénomènes intestinaux et pectoraux, que l'absence de toute complication, et enfin que la guérison doivent être attribuées à l'emploi de la méthode Brandt-Glénard mathématiquement appliquée.

N° 10. — Collapsus de convalescence. —
Observation, *page 102.*

De 1844 à 1846, lorsque j'étais interne dans les salles militaires, j'eus l'occasion d'observer les endémies typhoïdes très meurtrières qui paraissaient deux fois l'an. Tous les malades présentaient la forme atacto-adynamique, sinon ataxique, les traitements dont un antiphlogistique mitigé faisait la base étaient longs. Un grand nombre avaient ensuite une convalescence prolongée et arrivaient à un amaigrissement excessif; plusieurs de ceux réputés guéris succombaient en plein régime alimentaire. L'épuisement des forces était la raison invoquée. Je pus, depuis, mieux étudier ces faits douloureux, je ne rapporterai ici qu'un exemple récent de cet accident fatal de la convalescence.

Le jeune Alyre L., de Lons-le-Saunier, après des études complètes faites à Besançon, avait atteint dix-huit ans. Avant d'entreprendre l'étude d'une carrière, voulant satisfaire au service militaire, il s'engagea comme volontaire d'un an (1882-1883) et fut incorporé au régiment d'artillerie caserné à la Butte (banlieue de Besançon), le 13 novembre 1882.

Ce jeune homme, de haute taille, de haute couleur, de constitution très robuste, pourvu d'un certain embonpoint, parcourut toutes les périodes actives de son engagement sans le moindre incident.

Une endémo-épidémie typhoïde se déclare à la fin de l'année 1883. Il en est atteint et porté à l'hôpital le 12 septembre, deux mois avant l'expiration de son engagement.

Savamment et attentivement traité par un médecin militaire très dévoué à son devoir, traitement plus tonique que débilitant, il atteint la convalescence que l'on déclare heureuse et régulière ; toutes les fonctions ressuscitent et s'harmonisent ; la perte des forces est considérable, il est vrai, et l'amaigrissement d'autant plus frappant que son habitus de santé était la demi-obésité ; il n'avait plus, comme dit le vulgaire, que peau et os. L'appétit est grand, impérieux même, il a besoin d'être alimenté plusieurs fois pendant la nuit, on le rassasie toutefois avec mesure, les digestions se précipitent, il faut rapprocher les repas, point de diarrhée, au contraire une tendance à la constipation et des selles solides.

Depuis douze jours il est en convalescence, les forces ont quelque apparence de retour, il peut s'asseoir sur le lit ; il est heureux,
reçoit ses amis et s'entretient gaiement avec eux. Son père confiant
retourne à ses affaires.

Cependant on remarque une légère agitation nerveuse, il devient
loquace, le sommeil est plus difficile et agité, une petite fièvre
s'allume et ne s'abaisse, le pouls est plus petit et plus fréquent, on
surprend un peu de divagation pendant le jour et un subdélire
pendant la nuit. Le malade continue à se nourrir et cependant
l'amaigrissement semble se traduire devantage, la peau de la face
se colle aux os, un état général consomptif se déclare, ses paroles
sont exaltées, il continue à s'agiter, puis l'appétit tombe tout à
coup ; néanmoins la veille de sa mort, qui eut lieu le 6 décembre
1883, il prenait encore un beefsteak et buvait un petit verre de
chartreuse.

ÉPIDÉMIES

Lorsque, dans un temps donné, une maladie frappe avec des caractères semblables un grand nombre d'individus, on dit qu'elle est épidémique. L'*épidémie* est donc la fréquence, la généralisation, la popularisation d'une maladie.

L'*épidémicité* n'est que la formation d'un milieu général où les germes pathologiques d'un même ordre sont devenus abondants dans l'air, les eaux, le sol, les *ingesta*, de manière à contaminer les organismes en état de réceptivité morbide.

Lorsque l'épidémie affecte une localité avec des retours accoutumés, souvent périodiques, faisant pressentir une cause permanente inhérente aux lieux, elle prend le nom d'*endémie* : les endémies qui attaquent un grand nombre de sujets sont appelées *endémo-épidémies*.

Toutes les *endémo-épidémies* ne se ressemblent point, quoiqu'elles sévissent dans les mêmes lieux ; il en est qui ont cet élément insaisissable appelé *malignité* par les anciens. Avec Pasteur, cette malignité a pris corps en se réduisant à deux facteurs, la virulence des microbes à des degrés variables, la réceptivité de l'organisme atteint et sa résistance, aussi à des degrés variables ; il faut encore ajouter les circonstances ambiantes qui agissent sur ces deux facteurs.

Il en est qui sont générales, d'autres qui ont une tendance marquée à se limiter en épidémies restreintes.

Les épidémies sont proportionnellement plus sévères dans les grands groupes que dans les petits ; elles sont, dirait-on, en raison directe du carré des masses ; leur densité est indiquée par la proportion des cas sur une surface donnée.

La cause restant la même, chacune d'elles a un *génie* spécial et distinct qui exige un traitement spécial et distinct ; la détermination de la *durée* de chacune est trop difficile à apprécier en raison du caractère de mobilité dont elles sont douées.

Au commencement, certaines épidémies font rage, s'abattent sur beaucoup de malades en peu de temps, puis se limitent brusquement à un petit nombre. Les plus réceptifs sont atteints les premiers, ceux-ci contaminent plus ou moins les réceptifs moyens, les réfractaires résistent.

D'autres fois, elles s'annoncent et s'expriment par une sorte de marche prémonitoire ; plusieurs affections devenues nombreuses, par exemple, les embarras gastriques, les catarrhes, les synoques, etc., deviennent des formes morbides préparatoires qui, suivant les susceptibilités individuelles, se transforment ensuite en la maladie type.

Toute maladie épidémique ou même simplement contagieuse a son mode de généralisation et ses affinités pour les lieux ; très souvent son influence pathologique retentit en dehors des individus atteints, la cause morbide poursuit son action générale, imprime son cachet à toutes les souffrances et prend le caractère de *pandémicité*.

On est bien des fois étonné de rencontrer des atténuations ou des cessations morbides imprévues, alors que les conditions du développement épidémique semblent être restées les mêmes. Pourquoi des mois, des années demeurés sains, les foyers étant les mêmes ? pourquoi des quartiers éloignés frappés en même temps, sans qu'on puisse voir la raison dans un contage ou un voisinage? On serait tenté de reconnaître à certaines épidémies un caractère d'indépendance ou de personnalité. C'était encore le *génie épidémique* des anciens.

L'accumulation d'une quantité exceptionnelle de germes morbides faisant foyer est l'origine d'une grave infection, une source très minime des mêmes germes donne naissance à une épidémie identique en 'gravité, en densité ou en durée. Pourquoi ces différences? La raison en est indubitablement dans un concours de circonstances qui constitue ce que l'on appelle très justement le *milieu épidémique*.

L'influence atmosphérique si manifeste et qui rend si bien compte des constitutions saisonnières, l'influence du sol, puis maintenant celle de l'eau de boisson, presque seule en faveur aujourd'hui, sont les modes propagateurs les plus saisissables. On est trop porté à négliger tant de circonstances importantes dont les relations utiles ou les combinaisons multiples sont capables de former le milieu épidémique où les virus puisent leurs éléments de vie et d'activité, où ils rencontrent aussi leurs causes de mort.

L'exaltation des virus se traduit par une élévation de morbidité, puis elle éprouve un amoindrissement graduel en passant à travers les organismes réfractaires, enfin elle éprouve une destruction par les causes extérieures aux malades. Si la chaleur paraît féconder les germes, la sécheresse, la lumière, ce grand purificateur, l'oxygène de l'air sans cesse renouvelé, épuisent leur virulence. Si dans l'eau, ce grand propagateur immédiat du contage, les bacilles putrides ou typhogènes se multiplient, ils y perdent aussi assez rapidement la virulence et la végétabilité, ceux qui sont garnis de spores résistent plus, il est vrai, la dilution des parcelles infectantes tend aussi à fractionner les doses capables d'infecter un sujet.

La virulence des germes morbides s'épuise ainsi dans

l'eau comme dans l'air, plus vite dans l'air, et si l'atmosphère est l'agent principal de la contamination et de la propagation, elle est aussi le modificateur le plus énergique de l'action pathogénique des germes qu'il contient. Par lui, ne voyons-nous pas l'influence des saisons se révéler par la limitation bien nette à certaines périodes de l'année?

Les pluies, les orages, aidés des vents, épurent physiquement l'atmosphère, et une autre épuration toute chimique s'opère par la production de l'*ozone*, cet oxygène électrisé, qui brûle les matières organiques contenues dans l'air.

Les milieux qui nous entourent s'assainissent donc sous l'influence de causes naturelles, et on peut prévoir le moment où les germes seront rares ou inactifs et où l'épidémie cessera.

ÉPIDÉMIES TYPHOIDES DE BESANÇON

Les épidémies typhoïdes qui ont affligé notre ville ont occupé une période de quarante années de ce siècle. L'infortune sanitaire de notre cité a été grande, sa réputation déplorable. Sa prospérité n'en a-t-elle pas souffert? L'histoire succincte que j'en esquisse d'une main rapide, démontre ce qu'elle valait en santé avant cette époque, et ce qu'après elle a recouvré de sécurité bien fondée [1].

Reportons-nous en arrière et voyons Besançon d'il y a quatre-vingt-dix à cent ans. Moins peuplée (29,000 âmes), plus aérée par le peu d'élévation des maisons et la multiplicité des cours et des jardins, la ville ne possédait que très peu d'eau, souffrait l'été de la sécheresse, ne connaissait ni les conduites d'égouts ni l'aménagement des eaux pluviales, des vinasses ou des matières fécales. Chaque maison gardait ses eaux ménagères et ses produits de latrine déversés dans des puits ou dans des fosses à fond soi-disant perdu, quand on ne les répandait pas dans les rues étroites et nombreuses, dont les rues du Loup et de la Raie nous auraient encore offert des exemples avant leur assainissement.

Les vidanges s'opéraient par dépotage, au grand air,

<hr>

(1) Plusieurs des parties de cet historique sont la reproduction d'une lecture faite à la Société de médecine de Besançon et de la Franche-Comté, et publiée dans son Bulletin (1888). Je n'entrerai dans quelques détails que pour les deux dernières épidémies, 1886 et 1889.

pendant toute l'année, la nuit surtout, sans aucun moyen désodorant ou désinfectant, et le contenu était répandu sur les champs, les terres maraîchères, sans recouvrement aucun. Les urinoirs n'existaient qu'à l'instar de ceux des chiens, près de toute borne, de tout chéneau ou des angles de maison.

Dans ces temps anciens, les denrées alimentaires et les boissons ne connaissaient guère les falsifications.

Les casernes, dont quelques-unes de construction basse, étaient reliées à des remparts rapprochés ou plantés d'arbres recueillant l'humidité ou baignant dans les eaux croupissantes des fossés.

La vie du soldat, en temps de paix, était facile : point de surmenage d'exercice, manœuvres rares ; la science n'était point descendue des hautes fonctions militaires s'imposer aux grades les plus humbles ; le militaire avait sept années pour s'instruire.

La misère revêtait une forme bien mitigée, les pauvres plus rares, les besoins moins nombreux, les exigences du travail moins impérieuses, et la charité publique, toujours si généreuse dans notre ville, ne laissait aucun indigent sans ressource.

L'homme du peuple connaissait peu ou point les lois de l'hygiène, il ne s'en souciait guère au reste, et n'avait qu'un goût douteux pour la propreté.

Dans ces temps-là, le Doubs avait la liberté de ses bords ; sauf sur la rive du halage, il n'était point endigué et se répandait volontiers en laissant des mares à évaporation sur bien des points de son parcours. Il recevait à ciel ouvert les conduites privées d'eaux ménagères et des fosses mobiles des habitations riveraines, les égouts des abattoirs publics ; quant aux abattoirs privés, très nombreux, et à quelques industries malsaines, ils fonctionnaient au milieu de l'agglomération souvent la plus compacte de la population.

Malgré ces nombreuses causes d'insalubrité, les épidémies étaient fort rares, les endémies inconnues ; les relations des anciens médecins s'accordent pour ne point incriminer alors la constitution médicale de notre ville.

Charles, professeur à l'Université de Besançon, et pendant vingt-huit ans médecin de l'hôpital militaire, dans ses observations sur les différentes espèces de fièvres (1743), ne s'adresse qu'aux jeunes chirurgiens des campagnes, témoins des ravages qu'elles subissent par les fièvres et surtout les pleurésies (lisez pneumonies). Il n'est parlé de Besançon qu'à propos des pleurésies pour lesquelles il est partisan des saignées qu'il recommande vigoureusement aux praticiens timides.

Si j'interroge l'un des plus anciens et des plus renommés médecins du dernier siècle, *Nicolas Rougnon*, pendant quarante ans médecin des hôpitaux civils et militaires, professeur de médecine à l'Université, et si je compulse ses ouvrages manuscrits ou publiés ; si je m'en rapporte à la tradition de ses maîtres, Billerey et Atthalin ; si je consulte les thèses des candidats en médecine qui ne sont qu'un receuil des dissertations du professeur, je ne trouve nulle part les sujets : épidémie, fièvre putride, etc., traités à part ou signalés comme présents. Dans ses *Considerationes pathologico-semeioticæ* (1786), où il traite très longuement des causes des maladies provenant de l'influence et des conditions ambiantes, atmosphère, saisons surtout, il ne touche que très brièvement aux fièvres sans le mot épidémie. Dans sa *Médecine préservative et curative générale* (Besançon 1798), il parle plus longuement des fièvres continues non éruptives, de leur crudité, de leur coction et de leurs crises, mais sans faire allusion ni à une épidémie ni à une endémie. Il en est de même dans ses *Opera omnia*, 4 vol. in-8° manuscrits, recueillis et annotés par son élève, Marchant (1801) et que je possède. L'article *Febrium genera et species* est d'un grand laconisme pour les fièvres continues ou sporadiques, s'étendant avec plus de complaisance sur les fièvres intermittentes, catarrhales et éruptives, et Marchant, bibliophile médical de premier ordre, n'aurait-il point dans ses nombreuses annotations signalé, au moins une fois, une épidémie dans sa ville?

Un document plus récent et très autorisé, est le mémoire du *docteur Barrey*, médecin des épidémies, mémoire couronné par la Société de médecine de Montpellier (1813), et qui renferme le relevé, pendant onze ans, des épidémies de l'arrondissement de Besançon et de la ville, dont il fait une topographie assez complète. Il constate la longévité qu'il y rencontre et qu'il rapporte surtout à la propagation de la vaccine. « Besançon est généralement » exempt de maladies épidémiques, et cette ville ne paraît » pas avoir éprouvé de grandes pertes par les maladies, » depuis la peste qui régna en 1631 et 1636. La fièvre ady- » namique et la dysenterie qui ont enlevé, en 1794, » 3,242 militaires dans les hôpitaux de cette ville, n'ont » pas augmenté la mortalité parmi les habitants; il n'y a » eu quelques victimes que parmi ceux qui étaient forcés » de leur donner des soins, la seule maladie qui a toujours » augmenté les décès d'une manière sensible, c'est la pe- » tite vérole. » Suit la description de l'épidémie variolique qui régna à Besançon en 1809.

La santé était donc habituellement bonne : les rapports du docteur Vertel inaugurant, le 1er janvier 1807, la nouvelle Ecole de médecine et résumant, deux ans après (30 août 1808), ses travaux semblent en faire foi.

Les Loiseau, les Flagey, les Poète, les Janson, les Monnot, etc., qui ont appartenu en tout ou en partie à cette époque, ont regardé les fièvres putrides comme des cas isolés.

Dans ce règne de la santé, il y a une brusque et lamentable interruption, si nous devons nous arrêter aux jours

les plus malheureux de notre histoire : la désastreuse retraite de Moscou, la débàcle de l'armée du Rhin versent
à Besançon, dans l'hiver de 1813 à 1814, une multitude de
soldats exténués par les privations et les fatigues, rongés
de chagrin et de découragement. 2,080 en novembre,
2,000 en décembre, 2,000 en janvier, encombrent les hôpitaux et les asiles, malgré les nombreuses et quotidiennes
évacuations sur les hôpitaux du centre. C'était le typhus
et la dysenterie avec toutes leurs horreurs, leur mortalité effrayante ; c'est alors que chaque lit de nos salles
contenait à la fois deux et trois malades typhisés et que
le fléau se répandait uniquement dans le personnel hospi-
talier avec un caractère de contagiosité marqué.

A la sortie de ces terribles épreuves, les maladies font
trêve, et l'histoire des asiles et des hospices ne relate rien
qui soit à déplorer.

Un souvenir de mon ancien maitre, le professeur Grenier, doyen de la faculté des sciences, rapporté par notre
confrère le docteur Ernest Morel, dans le bulletin de la
Société de médecine (1864), m'a frappé, et je le reproduis
ici à l'appui de ce que j'avance.

Dans la discussion soulevée dans le sein de la Société
sur la présence très inaccoutumée de la suette à Besançon, le docteur Grenier laissait présager et craindre qu'un
premier cas ne fût le commencement d'une installation
définitive de la suette dans notre ville, et comme exemple
il rappelait qu'en 1829, le docteur Vertel avait soigné à
Saint-Jacques un premier cas de fièvre typhoïde, maladie
depuis plusieurs années ignorée ; qu'à partir de cette
époque, deux ans s'écoulèrent sans que de nouveaux cas
se fussent produits, puis, au bout de ce temps, on les si-
gnala plus fréquents, et enfin plus tard ils devinrent cou-
tumiers.

Faisant la part de quelque exagération ou infidélité
dans le souvenir, ces paroles d'un médecin aussi observa-

teur que savant, né à Besançon et l'ayant toujours habité,
attestent la vérité de ce que j'avance.

Cet heureux état de la santé publique n'a pu durer :
Besançon acquit ultérieurement sa malheureuse réputation depuis 1832 environ, lorsque les fièvres putrides malignes firent élection de domicile dans notre cité, qui
devint ainsi malsaine au premier chef, et ce reproche, il
faut l'avouer, était légitime, et c'est justement que les
familles redoutaient le séjour de leurs enfants dans nos
divers établissements d'instruction et d'éducation. La rési-
dence de Besançon était même notée dangereuse pour la
garnison, annuellement frappée par les fièvres graves.

De ce moment, 1832, la fièvre typhoïde se présenta chez
nous endémiquement, plus rarement épidémiquement.
Nous disons endémiquement ; en effet, l'endémie trouve
toujours ses causes dans le lieu même où elle apparaît,
causes indépendantes des conditions de l'atmosphère,
mais tirant leur origine de la nature des terrains, de la
qualité des eaux et de diverses circonstances absolument
topiques et limitées à la localité ; de plus, l'endémie est
moins transmissible et moins faisable hors des lieux où
elle prend naissance. Nos endémies typhiques avaient leur
cause connue, la condition morbifique était bien déterminée (canal de Chamars surtout) ; elles avaient en outre
des recrudescences momentanées plus ou moins régulières
ou périodiques et estivo-automnales. Qu'elles aient revêtu
quelquefois la forme endémo-épidémique, je ne le nie pas,
puisqu'elles ont pu attaquer un grand nombre d'individus
à la fois avec des allures frappantes et semblables, quelquefois avec le facteur morbide le plus important qui
constitue le milieu épidémique, je veux dire la contagion.

Dans les premières années de cette époque, les docu-
ments sanitaires nous manquent. Pour elles comme pour
celles qui suivent et jusqu'à nos jours les rapports et le

nombre de malades militaires nous font défaut. Nous n'avons que des données générales, néanmoins assez précises, quant à l'apparition et à la date des endémies typhoïdes de la garnison, toujours précédentes ou concomitantes aux nôtres.

On sera étonné que je ne m'appuie point sur les statistiques pour fournir des preuves mathématiques de ce que je vais développer. Je déclare que les chiffres ne me manquent pas quant au civil ; je les collationne depuis vingt-cinq ans dans mes rapports hospitaliers d'année en année, avec une confiance quelque peu aveugle dans le principe, très douteuse ensuite. J'ai appris à me préserver des conclusions auxquelles conduit cette méthode, lorsqu'on cherche à la prendre pour guide sur le terrain tremblant de la clinique. On n'y trouve pas l'appui cherché. La statistique se charge le plus souvent inconsciemment du pour et du contre, et je suis porté à me ranger à l'avis de beaucoup d'esprits sérieux. Pour eux les moyennes, en pathologie, n'ont jamais rien prouvé, et chacun trouve les moyennes dont a besoin sa thèse.

Les fièvres apparaissent donc chaque année, à partir de **1832**, une fois d'abord, puis deux fois l'an, plus particulièrement en automne ; d'abord restreintes en nombre, affectant plus spécialement les groupes militaires, elles se généralisèrent ensuite, prenant définitivement possession de la place.

1842-1845. — Lorsque j'entrai comme élève à l'hôpital Saint-Jacques (novembre 1842), les salles étaient remplies de fièvres typhoïdes (gastro-entérites), surtout celle des militaires (Saint-Bernard), vaste salle renfermant quarante lits avec des couchettes supplémentaires dans son milieu.

J'y ai vu par les mains du docteur Bulliard l'application stricte et rigoureuse de la méthode du Val-de-Grâce ; chaque jour nous pratiquions dix saignées, souvent vingt fois les sangsues à l'anus ; le calomel, la quinine et de très nombreux vésicatoires faisaient le reste. La forme ataxique était prédominante, la forme abdominale ou putride était plus rare, les accidents pectoraux ne se remarquaient qu'aux dernières phases de la maladie, mais la convalescence était encore une maladie redoutable, prolongée, douloureuse, et c'est dans ce service où les révulsifs jouaient après les émissions sanguines un si grand rôle, que j'ai eu à déplorer les tortures que les multiples vésicatoires faisaient endurer aux malades, plaies ulcérées à la réparation interminable. La forme de gastro-encéphalite, comme on appelait alors la fièvre typhoïde, donnait-elle raison à la méthode antiphlogistique? Mais la révulsion me semblait une adjonction bien malheureuse.

Peu après je pus apprécier la médication antiphlogistique d'alors, d'abord à Strasbourg, entre les mains du professeur Forget, puis à Paris, dans celles du professeur Bouillaud : locales ou générales, les émissions sanguines réitérées avaient quelque efficacité contre les accidents pyrétiques exagérés de la première période, et les sangsues à l'anus amenaient une accalmie qui n'était, il est vrai, que passagère. Ces savants cliniciens, probablement devenus moins heureux, étaient arrivés à ne plus se contenter du traitement systématique ; les forces, l'état du sang les préoccupèrent assez, pour que d'abord exclusive, leur pratique se mêlât de quelque éclectisme.

Le service civil de l'hôpital (hommes et femmes) renfermait bien moins de malades que le service militaire, surtout en raison du nombre plus restreint de lits ; toutes les fièvres étaient atacto-adynamiques avec prédominance adynamique. MM. Bullos et Martin, dont j'étais l'interne, avaient adopté la méthode de Delaroque modifiée suivant les cas. Les succès et les revers se balançaient.

1846-1847. — L'endémie éclate en décembre, les soldats

du quartier Saint-Pierre sont les premiers à en souffrir, elle se cantonne dans les rues des Granges, de Glères et de l'Abreuvoir ; mais, observation singulière, le séminaire, qui en est très distant, est frappé et obligé de licencier ses élèves. Cette atteinte un peu brusque n'a été ni longue ni meurtrière.

Passons plus rapidement sur les années **1848** à **1853**, qui toutes présentent à chaque automne et à chaque printemps un certain nombre de fièvres typhoïdes, d'intensité très variable.

1854 vit apparaître le choléra. Du 20 juillet au 9 septembre, l'hôpital reçut 202 malades, il en perdit 71, soit 1 sur 3. La fièvre typhoïde, selon la coutume, succéda au choléra et fut marquée dans la fin de cette année et le commencement de la suivante.

1855 fut l'accalmie succédant à la double invasion de l'année précédente, mais précédant un plus cruel retour qui eut lieu l'année suivante .

1856 et **1857**. — Cette épidémie dura près d'une année, et fut très meurtrière, surtout en octobre, novembre et décembre 1856, puis en mars, avril, mai 1857. Le docteur Chenevier nous a laissé un exposé très détaillé de cette longue période qui, pour les hôpitaux, donna presque un encombrement de typhoïdes avec 133 décès, 76 militaires et 57 civils. En ville, la mortalité fut également considérable et l'émotion fut lente à se calmer.

Le docteur Chenevier, dans sa relation à la Société de médecine (Bulletin, 1857), après avoir énuméré et accusé les multiples causes d'insalubrité générale, et insistant sur les cloaques de Chamars, a cru surtout à l'insuffisance et à la mauvaise qualité de l'alimentation. On ne sait sur quoi il fondait une pareille accusation, nous n'avions ni disette ni cherté de pain, la vigne seule ne donnait depuis plusieurs années que de maigres récoltes.

L'épidémie avait été générale, les établissements d'instruction avaient fort souffert. La maladie avait revêtu la forme putride ou abdominale adynamique compliquée d'accidents pectoraux; les éruptions avaient été rares ou discrètes, les *sudamina* fréquents. Comme phénomène exceptionnel et propre à cette épidémie, on a observé une exsudation pseudo-membraneuse de la bouche, très tenace et réfractaire au chlorate de potasse. Les convalescents se plaignaient de douleurs extrèmement pénibles aux extrémités inférieures, douleurs rappelant les souffrances acrodyniques. La médecine des symptômes a été celle de la plupart des praticiens, c'est-à-dire purgatifs, toniques, régime réparateur.

Une période de calme succéda à ces deux années malheureuses, elle dura de **1858** à **1860**, et les fièvres ne parurent plus qu'isolément.

A peine était-on rassuré que parut, d'octobre **1861** à mars **1862**, une nouvelle épidémie, l'une aussi des plus meurtrières. Elle sévit cinq mois, et c'est dans le fort de son action que l'hôpital perdait son médecin en chef, M. Martin, mon ancien maitre, laissant des souvenirs et des regrets qui ne sont point éteints, et me remettait cette lourde et onéreuse charge, dont je ne peux encore oublier toutes les cruelles inquiétudes que je connus pendant tant de mois.

On pourra lire avec le plus grand intérêt un compte rendu complet et fidèle de cette redoutable endémo-épidémie, par M. le docteur Bruchon, dans le bulletin de notre Société (1861-1862). 350 militaires et 232 civils ont été soignés dans notre hôpital mixte. Le caractère contagieux s'y manifestait autant que le caractère infectieux. Le personnel de l'hôpital a beaucoup souffert, quatre jeunes religieuses ont été frappées, l'une d'elles a succombé, et cependant les pénitenciers militaires, les forts, les communautés religieuses, Bellevaux même, n'ont pas été atteints, l'isolement a été une préservation.

Notre confrère, dans son travail, reconnaît dans la fièvre typhoïde un empoisonnement septique, et il en recherche les origines multiples dans les nombreuses causes intrinsèques ou extrinsèques aux personnes, il signale les influences défavorables qui pèsent sur le soldat toujours frappé le premier.

Notre résumé historique deviendrait fastidieux si nous ne traversions point rapidement les années qui suivent et qui offrent toutes, mais à des degrés divers, les deux endémies annuelles [1]. Nous sommes aux deux années terribles **(1870-1871)**, dont nous ne saurions parler, les maladies inséparables des grands désastres publics mettant en arrière-place les souffrances habituelles d'un pays ou d'une région [2].

Avec **1873** et **1874** reparaissent les deux époques typhiques un moment oubliées dans les malheurs de la guerre. Mais en 1875 nous respirons, les fièvres typhoïdes deviennent exceptionnelles, et c'est de cette année que date pour nous et notre ville une ère inconnue de véritable salubrité. Non que nous ne puissions rencontrer encore quelque épidémie, mais celles que toute localisation saine peut subir accidentellement, subitement et passagèrement par une cause accidentelle, ou subite, ou passagère. Nous n'avons plus de ces retours incessants, périodiques, de cause inhérente à notre sol, propre à notre ville.

---

(1) 1863, 25 cas de fièvres typhoïdes, 60 muqueuses ou typhoïdes atténuées. — 1864, 29 typhoïdes. — 1865, 21 typhoïdes, 60 muqueuses à 3 septénaires. — 1866, 40 typhoïdes, 16 cas plus bénins. — 1867, 49 typhoïdes, 50 muqueuses à 3 et 3 septénaires. — 1868, cas moins nombreux, mais plus sévères, 2 religieuses hospitalières enlevées par la maladie. — 1869, meilleur.

(2) 1873, 76 typhoïdes types, 78 muqueuses types. — 1874, 31 typhoïdes à forme très pyrétique, 36 muqueuses types. (Ces chiffres appartiennent uniquement au service civil; les femmes toujours plus souvent et plus gravement affectées que les hommes.)

De **1875** à **1886**, pas trace d'endémie, cependant les quelques rares faits isolés provenaient d'étrangers atteints au dehors et hospitalisés à Besançon, comme les ouvriers italiens du chemin de fer de Morteau (1882), ou d'un fond de maison dans le quartier trans-dubien, où l'on opérait de grands démolissages pour la construction de quais nouveaux (1880), ou encore d'un coin de caserne où des artilleurs réservistes rentrés des manœuvres se trouvaient empoisonnés par une eau altérée (1883.)

A chaque évolution endémo-épidémique, les médecins s'ingéniaient à rechercher les causes infectieuses, qui pouvaient être diverses : y avait-il quelque chose de spécial à Besançon au point de vue géographique et climatérique? Etaient-ce les années de misère, de récolte mauvaise, d'aliments à prix trop élevés, de vin trop cher? Les eaux étaient-elles insuffisantes ou malsaines, les égouts à peine commencés, les industries mal surveillées, les vidanges non réglementées, etc.? Ces causes étaient secondaires, la principale était le cloaque de Chamars, regardé avec raison comme la source la plus considérable sinon unique de l'infection, et dont le maintien était une honte pour une grande ville. Cette dernière cause était toujours indiquée à l'autorité militaire, qui n'y attachait qu'une fugitive attention, convaincue peut-être tacitement de la vérité ; mais un rempart! mais la défense! et cependant elle établissait qu'en temps ordinaire les deux tiers des décès de la garnison étaient dus à la fièvre typhoïde, proportion bien supérieure au chiffre relevé dans les autres villes de garnison.

L'auteur de tant de maux était bien ce long et large canal à l'eau immobile et croupissante, à la vase profonde contenant plus de 10,000 mètres cubes de détritus de toutes sortes, non compris celle de la gare d'eau creusée pour la navigation quand fut créé le canal du Rhône au

Rhin : l'égout de l'hôpital y débouchait et y versait journellement toutes ses immondices.

Avant l'établissement de la gare d'eau, le canal avait une eau courante, comme celle de la rivière, et le barrage dit de l'Archevêché, élevant le niveau d'eau, lui donnait une pente et une course plus que suffisantes ; aussi Chamars avait la réputation d'être salubre et était fréquenté par les promeneurs. C'est de l'époque de la construction de cette gare de navigation (1832-1833) que datent nos endémies et épidémies annuelles, et instinctivement la population finit par déserter Chamars et n'y parut plus qu'à certains jours de fêtes publiques.

Cette promenade devenue solitaire fut le lieu destiné aux exercices quotidiens de nos troupes, qui y arrivaient le matin, à jeun, au moment où les effluves humides sont condensés et occupent les couches les plus basses de l'atmosphère ; elles y revenaient quelquefois le soir, à l'heure où la fraîcheur ramenait ces vapeurs sur le sol.

On avait depuis longtemps fait la remarque qu'à l'hôpital les salles militaires avaient nombre de fièvres typhoïdes bien avant que celles du civil en reçussent quelques-unes. L'endémo-épidémie commençait toujours par le soldat.

Le canal fut enfoui dans l'hiver de 1873 à 1874, de novembre à janvier. On doit cette importante opération, bienfait inappréciable pour la santé publique, peut-être un peu à la guerre, qui prouva l'inutilité de cette enceinte, mais surtout aux persistantes réclamations de la municipalité, qui sut faire intervenir activement en sa faveur depuis le maréchal de Cissey jusqu'à M⁸ʳ le duc d'Aumale, sous le commandement duquel se réalisa le dérasement du rempart sur le comblement du fossé.

L'avenir nous semblait presque assuré, quand inopinément, en 1886, éclate une épidémie, dont je vais faire la relation. On verra que cette épidémie, qui a donné naissance à des travaux étiologiques intéressants, relevait encore d'une cause locale, d'un second foyer oublié, ancien, inférieur au premier, mais qui devait partager avec lui les responsabilités antécédentes.

ÉPIDÉMIE DE 1886

Depuis plus de dix années la fièvre typhoïde était devenue presque inconnue à Besançon, la ville était en pleine santé, aucune maladie régnante n'avait été signalée en avril, la constitution médicale paraissait des plus heureuses, lorsque dans les premiers jours de mai, une invasion soudaine de la maladie, on peut dire à allure brutale, se déclare avec un caractère de malignité.

Le 5ᵉ d'artillerie, caserné dans les bâtiments Saint-Paul, envoie le premier des malades à l'hôpital (4 mai); leur nombre s'accroît rapidement, c'est le régiment qui fut le plus affecté pendant son temps de séjour en ville, c'est-à-dire jusqu'au 26 du même mois. Les autres corps de troupes (60ᵉ de ligne, bataillon de chasseurs) fournissent aussi des malades, mais en une bien moindre proportion.

Presque en même temps la population civile est atteinte. C'était le lendemain d'un dimanche où elle s'était fort agitée au dehors, prenant une part d'intérêt au spectacle d'un rally-paper. Malgré la saison peu avancée, cette journée avait offert une atmosphère prématurément chaude, étouffante, comme on le dit; le surlendemain l'état du ciel et la température avaient totalement changé ; un froid relativement glacial fut suivi d'une pluie continue et quelque temps après d'inondations, mais quand ces dernières se produisirent, l'épidémie était en pleine rigueur.

Au 24 mai, on comptait 116 malades à l'hôpital, 27 civils, 89 militaires appartenant plus particulièrement aux casernes précitées.

Les premiers malades signalés dans la pratique civile

habitent les rues Est de la ville (Bersot, square, Morand).
Ces premiers cas soudains, d'abord isolés, sont fort
graves, l'hôpital en reçoit quelques-uns à partir du 10 mai,
et ce qu'on remarque par la suite, c'est que la plupart
des malades civils et militaires dataient l'origine de leur
mal du 6 au 15 mai. Les sujets envahis après cette date le
furent d'une manière bénigne. L'épidémie s'étend dans
toute cette région orientale, gagne même les rues du ver-
sant de la citadelle, puis la diffusion s'opère, laissant toutefois son principal centre d'action dans la moitié Est de
la ville, dans l'enceinte des murs, la banlieue n'offrant
aucun cas de fièvre.

En se généralisant, la maladie jeta dans la population
un effroi légitime mais exagéré; émotion qui ne se calma
que devant les prescriptions recommandées et les soins
hygiéniques rigoureux mis en pratique.

La garnison quitta la ville les 26 et 27 mai, l'artillerie
établit son campement à Chenecey, d'où elle envoya à l'hôpital 9 nouveaux malades, considérés avec raison comme
des incubants à long terme. Le 60e de ligne et le bataillon
de chasseurs allèrent occuper les forts éloignés, où ils
restèrent en santé.

Cette épidémie fut courte, elle ne dura qu'en mai; le
mois de juin ne vit point d'éclosion nouvelle, mais par
contre elle fut très meurtrière. La statistique municipale
enregistre pour l'année 116 décès de fièvre typhoïde. Le
nombre des guérisons ou celui des cas n'a pu être fixé,
j'ai observé dans le civil que la maladie se présentait avec
un caractère de violence, que les jeunes sujets avaient les
complications méningitiques, que dans la pluralité des
cas, les symtômes cérébraux étaient prématurés et hâtifs,
ou que s'il n'apparaissaient qu'à leur temps, la broncho-
typhode les précédait et se montrait toujours très tôt. Les
symptômes intestinaux ne s'accentuaient qu'au troisième

septénaire, sans s'exagérer, quoique l'hémorragie intestinale ait été observée deux fois. La gravité de l'épidémie s'explique bien par la prédominance et la précocité des troubles cérébraux-spinaux, c'est dans cette épidémie seule que j'ai rencontré, et par deux fois, la mort par convulsions. Cette forme cérébrale laisse déjà soupçonner l'infection et la propagation par voie atmosphérique. On a peu reconnu le mode par contagion. A l'hôpital, les services voisins n'ont pas eu à souffrir, parmi les étudiants, les religieuses et les gens de service, personne n'a été atteint.

A propos de cette épidémie, notre monde médical et nos sociétés locales ont mis en discussion son origine, les recherches et les études qui ont été faites ont fait naître des travaux importants, destinés à dégager l'inconnue causale.

Notre confrère et collègue, le docteur Gauderon, entra le premier en lice; frappé de l'apparition soudaine de l'épidémie, de sa rapide extension, de son éclosion simultanée dans les divers quartiers *intra muros* de la ville, enfin de la répartition des cas dans la sphère de la distribution des eaux d'Arcier, il fut tout naturellement porté à en accuser les eaux de boisson. Les nombreuses épidémies localisées et étudiées dans ces dernières années, ont trouvé leur cause dans une eau de boisson altérée, et la transmission des germes putrides par l'eau étant devenue à l'ordre du jour, et même reconnue exclusive par la pluralité, on comprend très bien que M. Gauderon ait porté toute son attention et presque ses convictions sur ce point.

L'accusation était fort grave, la ville, presque exclusivement abreuvée par cette source, pouvait se trouver en un danger sérieux, cette opinion avait pour elle la vraisemblance et des apparences de probabilité, on ne pouvait

la rejeter sans un examen approfondi. M. Gauderon dut
l'étayer par des preuves prises à l'origine formatrice de
la source, et dans la constitution géologique du sol.

Le plateau de Saône, Gènes et Nancray, tres étendu,
renferme des gouffres où les eaux pluviales se perdent,
entraînent avec elles les détritus du sol, et fournissent ensuite à des sources diverses. Il existe sur la commune de
Nancray un charnier qui, l'année précédente, reçut l'en-
fouissement d'un certain nombre de bétes à cornes, mortes
de la surlangue et de la maladie aphteuse. Lors des pluies
prolongées, ce charnier se remplit, et le trop-plein court
se perdre dans le ruisseau de Nancray, distant de quelques
centaines de mètres, qui lui-même disparaît dans un
gouffre et va fournir aux sources du Grand-Vaire, et peut-
être à celle d'Arcier.

On conçoit toute l'importance et l'intérêt qui s'attachent
à une pareille proposition. Des objections nombreuses
vinrent détruire, ou diminuer notablement la croyance et
aussi la crainte qu'elle avait fait naitre.

La source d'Arcier est réputée et reconnue, depuis des
siècles, un type de *vraie* source, et non le débouché d'un
ou de plusieurs ruisseaux, or, toute eau de source, à son
origine est pure, vierge de tout micro-organisme (Pasteur)
après sa filtration à travers des couches souterraines,
nombreuses, variées et étendues. L'eau de cette source,
abondante, est toujours limpide, toujours fraiche et salubre
au premier chef. Dans son parcours d'arrivée, elle peut
recevoir quelques petits affluents qui, à l'occasion, la trou-
blent et même pourraient l'altérer, si la minimité de ces
filets ne les rendait insignifiants pour une si grande masse
d'eau. La perfection de l'aménagement des eaux d'Arcier
ne permet aucune contamination locale *intra muros* et
extra muros. Il est fort douteux que, géologiquement, le
ruisseau de Nancray fournisse à Arcier, tout fait présu-
mer qu'il est destiné à la source du Grand-Vaire.

Dans un rapport très circonstancié, M. Jeannot, directeur du service des eaux, prouve que la source n'a pu recevoir une filtration d'eau à l'époque voulue, les grandes pluies n'ayant pas existé, et la source n'ayant pas été troublée depuis deux mois ; que la quantité d'eau qui, par les grandes pluies, pourrait arriver par regorgement au ruisseau de Nancray, après un parcours de plus de 800 mètres, est très minime, et que si le ruisseau, puis le gouffre, fournissent à la source d'Arcier (question à vérifier), quelques gouttes peuvent-elles être un appoint de souillure à la source d'un débit si considérable (20,000 litres)?

Sur ce plateau de Nancray, et dans un rayon de plusieurs lieues alentour, on n'a pu découvrir un cas de fièvre typhoïde depuis plus d'une année. Plusieurs quartiers, qui n'usent que de l'eau d'Arcier, n'ont pas présenté de cas typhoïdes. Tels : Rivotte, Tarragnoz, Canot. Les expériences vulgaires, que beaucoup de personnes se sont empressées de faire, n'ont pu démontrer la corruption de l'eau.

L'examen bactériologique aurait pu seul lever bien des doutes. A cette époque, notre laboratoire n'était pas comme aujourd'hui, outillé au complet. Cependant cet examen fut confié quelque part, peut-être commencé, mais rien n'a été achevé.

Le docteur Baudin, dans un travail remarquable, lu à la Société d'émulation du Doubs, le 12 juin 1886, est d'un tout autre avis, il combat l'opinion trop problématique du docteur Gauderon, et en substitue une autre, l'infection par le *sol*.

La constitution médicale de Besançon est la constitution typhoïde, ses conditions hygiéniques étaient et restent déplorables ; le climat, l'exposition, la configuration du site, les habitations, etc., sont jugés très sévèrement.

Si ce qui est nommé épidémie générale dans ce travail a offert une diminution, il faut la rapporter aux travaux d'assainissement comprenant : l'entreprise des nouveaux quais, celle des abattoirs, le réseau d'égouts, Chamars nivelé, etc.

Faisant donc le procès des conditions hygiéniques de la ville, il accusa la constitution du terrain, concluant à l'infection de l'air par ses émanations; l'agent typhogène serait communiqué à l'atmosphère sous forme d'émanations gazéiformes, par les égouts, les fosses d'aisances, les clapiers, et principalement par le *sol*.

M. Baudin connait la présence d'une nappe d'eau souterraine, sous le sol de la ville, pouvant recevoir par infiltration les débris et les souillures des parties superficielles ; il sait que l'air, l'humidité, la sécheresse, la température, par leurs oscillations ascendantes ou descendantes, se mettent en relation avec les agents fermentescibles et les émanations des terrains. Pour lui, notre nappe souterraine, remontant ou descendant suivant son écoulement rendu plus difficile ou plus facile, suivant les mouvements du niveau du Doubs, qu'elle suit manifestement, imprégnerait les couches du sol chargé de détritus organiques, puis le laisserait libre, conditions qui lui permettraient de fermenter, et ensuite par des gaz ou des émanations d'infecter l'air respirable.

Pour l'épidémie de 1886, notre confrère croit pouvoir rapprocher les dates des *crues* de celles du début et de la fin de l'épidémie, l'éclosion de la maladie coïncidant avec l'abaissement, et sa disparition avec l'ascension de la nappe d'eau, noyant les matières organiques du sol, et arrêtant la putréfaction.

M. Baudin adopte donc en plein la théorie de Buhl, de Pettenkoffer ou du grundwasser, « la *fièvre typhoïde montant quand le grundwasser descend.* » Cette théorie a fait un grand chemin en Allemagne, en Suisse et en Italie, mais son importance et sa réalité sont fort contestées en France.

Innocentant les aliments, l'eau de boisson et l'air pur, le docteur Baudin n'exclut pas d'autres sources d'infection, les puits, les citernes à odeur putride, les fosses d'aisances, les vidanges, les égouts ; avec sa conscience d'honnête médecin et de savant hygiéniste, il convient qu'il y a encore bien des inconnues, que le fait est complexe, et qu'on est en droit d'invoquer d'autres causes ou adjuvantes ou paralysantes des générations morbides, et sa foi chancelant en face de cette objection : « Pourquoi cette année, pourquoi pas pendant dix ans ? » il n'est pas loin de se retrancher dans la multiplicité des causes.

Je n'ai pas cru pouvoir adopter la théorie hydrique de M. Gauderon, je ne suis pas mieux porté à partager celle de M. Baudin, croyant cependant comme lui à la transmission par l'air des germes putrides.

La théorie du grundwasser est certainement satifaisante, et résout certains embarras de l'esprit ; érigée en loi affirmative pour Munich, Berlin, etc., reconnue peut-être en partie vraie pour Lyon en 1874, elle ne fut plus respectée à Zurich, Bruxelles, etc., et ne peut être invoquée pour Besançon.

Je suis loin d'infirmer les observations des médecins de Munich, constatant simultanément la quantité d'eau tombée par mois, la hauteur de la nappe souterraine, et la fréquence du typhus abdominal. Qu'il y ait un rapport constant entre les deux premiers phénomènes, c'est chose bien naturelle, mais que chacun d'eux soit dans un rapport bien rigoureux avec le troisième (seulement rapport inverse), c'est ce qui peut être vrai pour certains sols, mais difficilement pour tous, la constitution des couches solides et liquides devant être très variable.

Les anciens de la cité, les agents voyers et nos admi-

nistrateurs savent que le sol de Besançon est sain, qu'il
n'existe pas de nappe souterraine *stagnante*, que les profondeurs perméables sont lavées par une couche d'eau en
mouvement par une pente rapide, puisque de Rivotte à
Tarragnoz elle mesure 4^m65. Notre sol ne serait donc
perméable que dans les profondeurs, et les vastes couches
solides qui les séparent de la surface ne sont ni en contact
avec l'air ni pourvues d'humidité. Les fouilles quotidiennes,
pratiquées dans nos rues par les travaux obligatoires de
la voirie, le trouvent toujours sec. Quant à la surface des
rues, inutile de les accuser, la filtration ne peut s'opérer
à travers le pavage. On peut toujours incriminer les égouts
stagnants. Les nôtres sont sans cesse lavés et aérés ; la
source d'Arcier fournit suffisamment d'eau pour les net-
toyer, néanmoins, ils ne seront à l'abri de tout reproche
que lorsqu'un égout collecteur aura été construit. Jusqu'ici, ils ne reçoivent pas les fosses d'aisances, et il serait
fàcheux qu'une condescendance funeste permît l'écoulement des vidanges dans des égouts que de larges regards
mettent en communication avec l'atmosphère des rues.
L'épidémie a sévi tout aussi bien dans les quartiers à
égouts que dans ceux qui en sont privés. Les inondations
par les égouts se sont produites à plusieurs reprises et,
chose qui a été remarquée, nos caves submergées et lentes
à être desséchées, n'ont semblé fournir l'origine d'aucune
endémie. Au reste, elles n'ont pas été inondées en 1886.

Notre sentiment sur l'étiologie de cette épidémie fut vite
établi ; le public qui n'avait qu'un sens pour le guider,
l'odorat, plaçait le foyer pestilentiel générateur dans la
caserne Saint-Paul, peut-être aussi dans les baraquements
de la Visitation, construits en 1870 pour les malades de la
guerre (varioleux, typhiques), et non habités, il est vrai,
mais qui n'avaient pas été détruits. Il accusait les latrines
du quartier Saint-Paul, adossées aux cuisines, et dont la

construction a été reconnue ensuite très défectueuse. Son raisonnement n'était pas rien que spécieux ; le mal a envahi le 5ᵉ d'artillerie, seul, pendant les premiers jours, la cause est chez lui, la diffusion de l'épidémie n'est plus qu'un phénomène secondaire.

Nous étions avec le public ; il restait un foyer d'infection de même nature que le cloaque de Chamars, mais plus limité et redevenu actif subitement par des circonstances locales que nous n'avons pas connues.

Nous avons eu le bonheur à ce moment de posséder, à la tête du service sanitaire du corps d'armée, un médecin éminent par le talent et par la conscience du devoir. Ayant compris où siégeait le foyer générateur du mal, il résolut de le détruire. Mettant au service de son œuvre une conviction ardente, une activité persévérante, il sut trouver un auxiliaire très puissant, convaincu comme lui, pour rompre des résistances qui s'autorisaient du temps et d'impossibilités, et mener à bien une entreprise dispendieuse et à jamais indestructible.

Par d'importants travaux pratiqués aux citernes fécales et aux cuisines du quartier Saint-Paul, ce vaste sol fut désinfecté à une grande profondeur, puis comblé, bétonné, oblitéré et rendu imperméable. Un appareil mobile antiseptique et vraiment remarquable fonctionne maintenant à la place des anciens systèmes.

C'est à M. Weber, médecin inspecteur du 7ᵉ corps, que nous devons cette seconde œuvre si importante, qui ferme une nouvelle, et nous l'espérons, une dernière porte aux *grandes invasions typhoïdes*.

ÉPIDÉMIE DE 1889

En 1889, ce n'est plus une épidémie générale mais tout accidentelle ; c'est une épidémie de quartier, l'une des plus

indiscutables que l'on puisse exposer. Il n'était point nécessaire d'être médecin pour comprendre que la cause
était unique et locale, ne s'adressant qu'à une circonscrip-
tion limitée d'habitations et qu'elle devait provenir d'un
ingesta, l'atmosphère se refusant à diffuser le poison ;
aussi spontanément accusa-t-on l'eau de boisson.

Une source captée en haut de Fontaine-Argent distribue
ses eaux à la partie haute des Chaprais. En 1888, quelques
cas de fièvre typhoïde signalés non loin de la source atti-
rent déjà l'attention ; mais en 1889, la maladie se montre
avec un certain degré d'intensité, son champ exactement
circonscrit aux groupes d'habitations alimentées par les
eaux de Fontaine-Argent. La municipalité, instruite, tenta
d'arguer de causes étrangères à l'eau, mais le 3 juin elle
faisait couper la conduite de la source, remplaçait l'eau
de Fontaine-Argent par celle d'Aglans, établissait un service de désinfection mis gratuitement à la disposition des
habitants, ensuite elle publiait une instruction complète
sur les mesures de salubrité à observer dans les maisons,
pour les personnes et pour les malades. Ces recomman-
dations ont-elles été suivies ? La seule et efficace mesure
fut la suspension de la distribution de cette eau, et de ce
moment, les nouveaux cas d'infection cessèrent. C'était
donc l'eau seule et non l'air, c'était l'infection et non la
contagion.

Le docteur Perron a entretenu, le 12 juillet, la Société de
médecine de ses recherches et conclusions aussi exactes
que lumineuses sur l'origine et le mode distributif de
l'épidémie. Sa relation est d'un saisissant intérêt.

La *section ville* des Chaprais est desservie par les sources
de Bregille et de Fontaine-Argent, la première se distribue
à la région basse, la seconde à la région haute, qui renferme environ 2,000 habitants.

Du 11 au 15 juin, nombreuses personnes de cette région sont frappées, offrant des symptômes identiques; on compte bientôt 200 malades dans cet espace relativement restreint. La région basse, abreuvée par l'eau de Bregille, n'en présente aucun.

M. Perron nous apporte des exemples frappants de limitation mathématique de la propagation typhique. La compagnie P.-L.-M. occupe à Besançon 500 employés, 200 environ logent dans le quartier suspect, les 300 autres habitent en dehors; les premiers donnent 30 malades et les seconds n'en offrent aucun. Dans les sujets atteints on les compte surtout parmi les agents sédentaires plutôt que parmi les agents ambulants.

Les groupes scolaires offrent aussi une curieuse et probante observation. Les écoles sont admirablement construites et situées, l'école laïque placée dans la localité suspecte est atteinte au point que l'autorité académique en prescrit la fermeture, l'école congréganiste située en lieu sain n'a pas de malade.

Une vaste maison de la rue de l'Eglise possède deux citernes, alimentant chacune une moitié de l'habitation, l'une d'elles est convertie en cave et remplacée par une prise d'eau de Fontaine-Argent, tous les locataires qui en usent furent atteints, tandis que les habitants de l'autre moitié buvant l'eau de la citerne furent indemnes.

La rue de la Liberté est abreuvée, partie par la source de Bregille, partie par celle de Fontaine-Argent : aucun malade à signaler dans la première partie, plusieurs au contraire dans la seconde.

Ici la cause est saisissable, on ne peut invoquer l'insalubrité des maisons dont la pluralité sont neuves et bien aérées, ni celle des latrines, des égouts, qui n'ont reçu aucun changement depuis longtemps.

La population s'était plainte à bien des reprises du trouble que la moindre averse apportait à l'eau des fontaines, du limon visqueux et adhérent qu'elle déposait et qui la rendait impotable, aussi beaucoup d'habitants y avaient renoncé.

On livra cette eau aux recherches chimiques et microscopiques, on l'envoya même aux laboratoires parisiens : je n'ai jamais su ce qu'elle était devenue. Renfermait-elle le bacille d'Eberth? très certainement, elle contenait des matières animales en putréfaction.

Cette épidémie de quartier a été suivie avec beaucoup de soins à l'hôpital Saint-Jacques qui, du 28 mai au 25 juillet, reçut 33 hommes et 31 femmes. L'administration avait satisfait à toutes les demandes du médecin, les prescriptions hygiéniques les plus nouvelles comme les plus minutieuses furent exécutées avec la dernière rigueur.

Presque toutes les invasions dataient du mois de juin : tous les malades provenaient de la section haute des Chaprais, et les très rares sujets qui dans ce nombre appartenaient à la ville, avaient travaillé en journée un certain temps dans cette région de la banlieue. Des renseignements recueillis, il a été démontré pour tous une intoxication par infection et non par contagion.

L'uniformité des symptômes, forme abdominale atacto-adynamique (typhus abdominal), a été une preuve de l'uniformité de la cause et subsidiairement de l'unicité de la voie d'introduction (tube digestif).

L'incubation a paru courte. La céphalalgie occipitale, la douleur de nuque, des reins et surtout des mollets marquaient le début. La marche en était ensuite le plus généralement régulière; les taches rosées ont été constantes, mais très discrètes. Le pouls *lent*, arrivait difficilement à 100. La chaleur est restée élevée et soutenue. Sans faire défaut, les troubles cérébraux sont restés modérés en atacto-adynamie où prédominaient la lassitude, la faiblesse, qui étaient le seul sujet de plainte des malades. Les symptômes abdominaux plus marqués ne sont pas allés jusqu'à la tympanite et la diarrhée incoercible. Cependant une femme a succombé à l'hémorragie intestinale.

La médication a été heureuse : la chaleur, combattue par les lavages et les applications froides, trois fois cependant par le bain froid modifié ; par le sulfate de quinine et pour la première fois par l'antipyrine, qui nous a rendu des services signalés : puis, sans interruption les toniques (vin chaud, grog, café, glace, lait, bouillon), enfin les lavements antiseptiques et l'antisepsie intestinale par les naphtols.

La durée de la maladie n'a pas dépassé 20 et 25 jours et 30 jours au plus. Le service a perdu cinq hommes et trois femmes.

Les lésions intestinales ont été trouvées peu avancées, ulcérations sans eschares, sans bourbillons, les glandes mésentériques médiocrement tuméfiées et infiltrées. La caractéristique de cette épidémie a été pour le cerveau un un état d'anémie très marqué.

TABLE DES MATIÈRES

Signes pronostiques.   196

Pièces documentaires.

Epidémies   221

Planches. — I. Bactériologie.

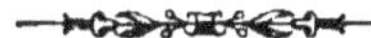

TABLE ANALYTIQUE

BESANÇON, IMPRIMERIE ET LITHOGRAPHIE DE PAUL JACQUIN.

PLANCHE I

Fig. *1*. Bacterium Termo,

Fig. *2*. Bacterium Termo,

Fig. *3*. Bacterium Coli,

Fig. *4*. Bacterium Septique,

d'après Cornil et Babès, Arloing, Miquel.

Fig. *5*. Colonies de bacilles typhiques sur une coupe de rate (Dubief).

Fig. *6*. Bacilles typhiques ou d'Eberth (Cornil et Babès).

Fig. *7*. Bacilles typhiques, d'après Artaud (Bacilles en navette).

Fig.1

Fig.2

Fig.3

Fig.4

Fig.5

Fig.6

Fig.7

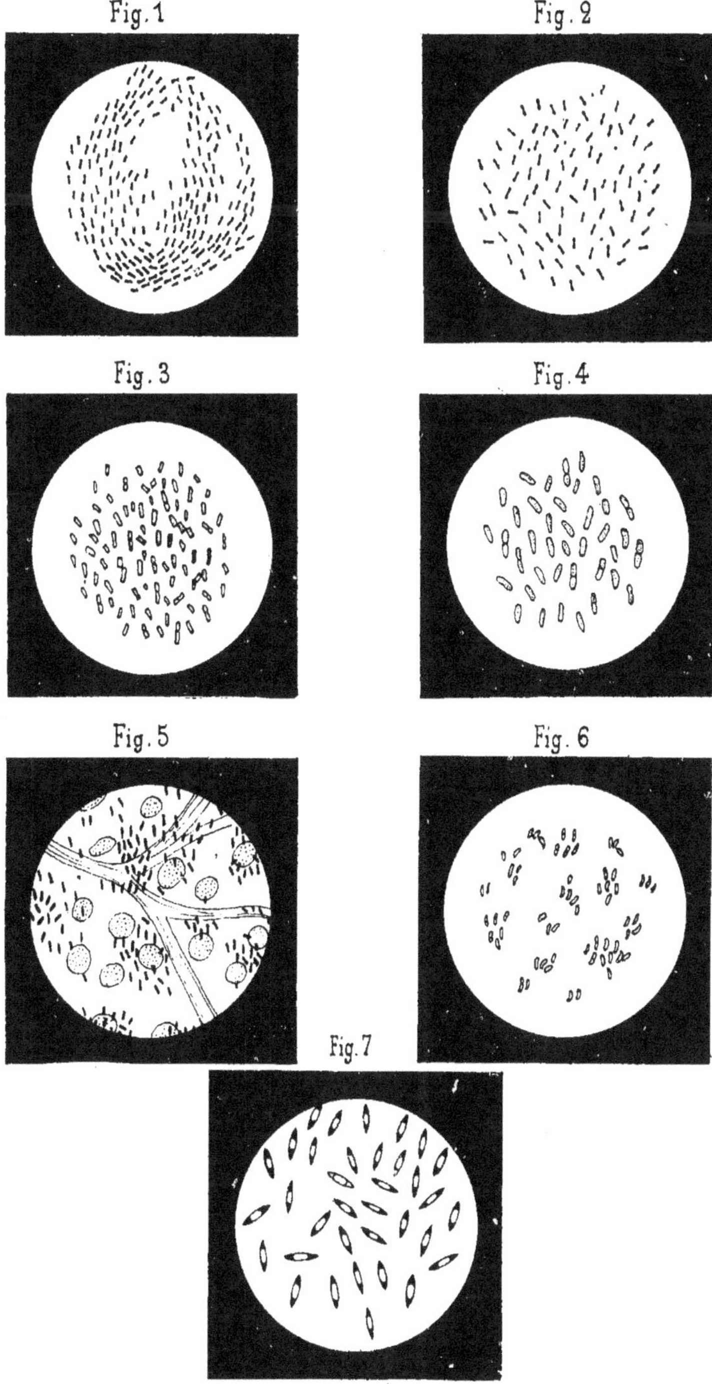

—

Epidémie de 1889

*Lambert, Marie, 20 ans, rue des Chaprais, n° 51,
à l'hôpital, salle Sainte-Elisabeth, n° 31.*

Fièvre typhoïde. Type classique. Pas d'intervention thérapeutique.

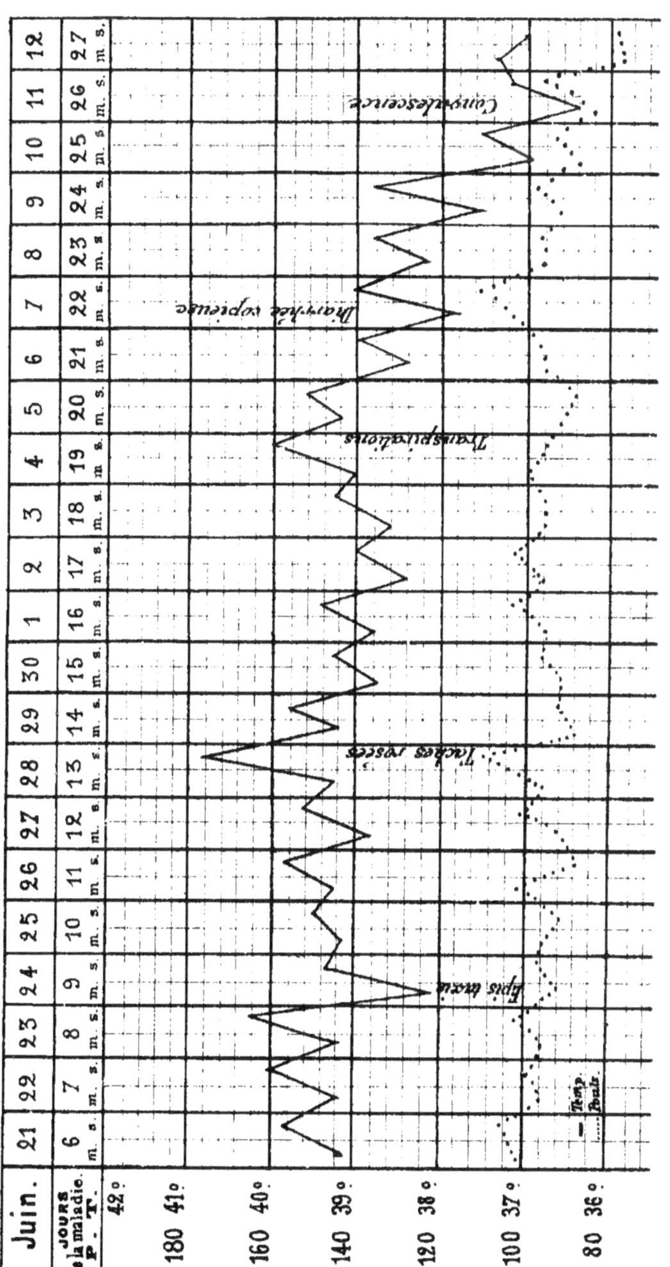
Juin.
JOURS de la maladie.
P. T.
Convalescence
Diarrhée copieuse
Transpirations
Taches rosées
Épis mou
Trans.
Puls.
42°
41°
40°
39°
38°
37°
36°
180
160
140
120
100
80

PLANCHE III

———

1º Pouls normal;

2º Pouls dicrote ; aux diverses phases typhoïdes (d'après Lorain).

1:

2:

PLANCHE IV

———

Epidémie de 1889

Femme Montigny, 31 ans, salle Sainte-Elisabeth, n° 28.

Fièvre typhoïde à complication cardio-pulmonaire.
Tracés thermométrique et sphygmographique.
Observ. : pièce documentaire n° 6.

Pl. IV. 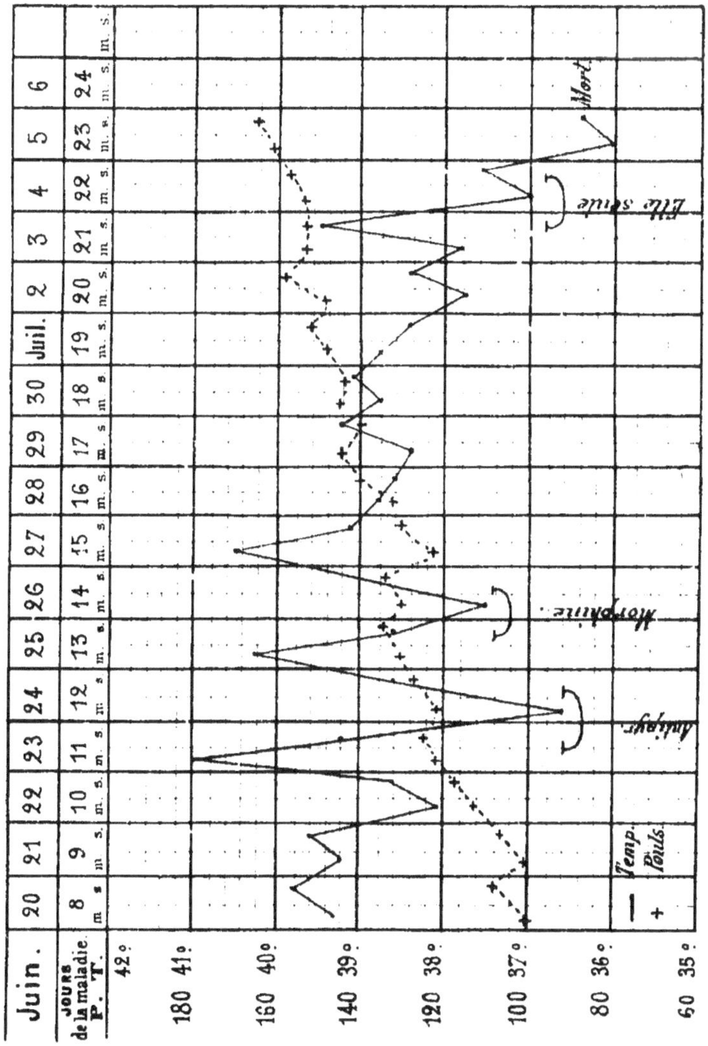
Juin. 20 21 22 23 24 25 26 27 28 29 30 Juil. 2 3 4 5 6
JOURS de la maladie. P. T. 8 9 10 11 12 13 14 15 16 17 18 19 20 21 22 23 24
m. s.
42°
180 41°
160 40°
140 39°
120 38°
100 37°
80 36°
60 35°
— Temp.
+ Pouls.
Antipyr.
Morphine.
Elle seule
Mort.